麻酔科研修
20日ドリル

Workbook for anesthesia training

**書き込み式で
臨床に役立つ力を
身につける！**

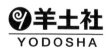著 青山和義, 讃岐美智義

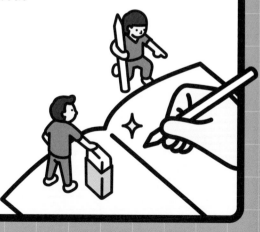

羊土社
YODOSHA

❖ **本書関連情報のメール通知サービスをご利用ください**

メール通知サービスにご登録いただいた方には，本書に関する
下記情報をメールにてお知らせいたしますので，ご登録ください．

・本書発行後の更新情報や修正情報（正誤表情報）
・本書の改訂情報
・本書に関連した書籍やコンテンツ，セミナーなどに関する情報
※ご登録の際は，羊土社会員のログイン／新規登録が必要です

ご登録はこちらから

序

ここから始める！麻酔科研修

　本書の前身である「100倍楽しくなる麻酔科研修30日ドリル」は，麻酔を学ぶ**臨床研修医，メディカルスタッフ**を対象に，「教科書的な学習内容と，実際の臨床現場をツナグ」ための，自学自習用教材（ワークブック）として誕生しました．私もこの30日ドリルを使用して，約7年間ほぼ毎日指導にあたりました．「ドリル○日目やってきました．」と言ってくれる研修医と，答え合わせをして（解答は私が預かっています），ハナマルを書き，麻酔について話し合う時は，とても楽しい幸せな時間でした．研修医の先生たちから私が教えられることも多々ありました．

　その後，麻酔薬剤，方法，環境も大きく変化しました．研修1年目の麻酔科研修期間は，2020年度よりなぜか4週間以内に短縮されました．学ぶ意欲はあっても，短い研修期間ゆえに消化不十分な場合もありました．

　そこで共著者の讃岐先生と相談し，週5日間（土日は休み），4週間で20日分の課題「20日ドリル」を出版することにしました．短い研修期間だからこそ時間を無駄にしないために，麻酔科研修の間に**「これだけは学んで欲しい！」**内容をしぼりました．1日分の学習のチェックポイントを読み，ドリルを解くのに，20〜30分程度で完了し，毎日続けられるようにまとめました．「20日ドリル」になっても，すぐに臨床現場で役立つように，現場でつまずくところが理解できるように，**「学習と実践の間をツナグ」**という本書の本質は変わりません．カンファレンスや臨床現場でわからない語句がでてきた場合は，巻頭付録の略語表から参照ページを見つけてください．

　麻酔科は，自分の使用する薬剤，施行する手技，戦略が，すぐに患者の状態と直結する，それはときに生命をも左右する，ダイナミックな現場です．故に学んで欲しいことは，まだまだ沢山あります．「これだけは」に留まらず，「ここから始めて」自らの学びを増やして欲しいと思います．本書を，読者の皆さん，指導医の皆さんの「ここから始める麻酔科研修」の一助にしていただければ幸いです．

2022年5月

青山和義

序

　麻酔科研修に興味があるが，研修医向けのテキストが読みこなせない．表面的な理解しかしていないように思う．どこがポイントかがイマイチわかりにくい．計算や導き方がわからないなど思い当たる節はありませんか．さまざまな要因で足踏みをしている研修医や看護師，薬剤師などがいることを筆者は見てきました．小学校のドリルのような手法で楽しく学ぶための工夫を盛り込んだ本書「麻酔科研修20日ドリル」は，そのような不安がつよい研修医や麻酔科を理解したい医療従事者のために生まれました．本書の前身の「100倍楽しくなる麻酔科研修30日ドリル」は，すこしボリュームがありすぎました．その部分を見直して20日でできるようにしたこと，1日のボリュームを減らして学びやすくした点が大きな改正点です．もちろん，内容も時代に合わせて新しくしました．毎日，少しずつドリルをこなすことで，麻酔科研修が楽しくなります．

　本書は鉛筆と消しゴムを用意して，書き込みながら使います．始めてみれば，その楽しさが少しわかります．わからなかったところ，間違えたところは，各単元の冒頭に示した参照先にしたがって，参照書籍にもどって復習しましょう．何度も調べたり，書き込んだりすることで知識は定着します．**間違えたところは，チェックをして2度目，3度目に挑戦してください．そうして続けていくうちに，麻酔科の知識が定着していきます**．得意になれば麻酔科の世界に引き込まれるでしょう．

　このドリルをこなしつつ，実際の麻酔科臨床に臨んでください．そうすれば，必ずや麻酔科の専門医のやっていることや，その考え方に触れることができると確信します．

　なぜ，麻酔科研修が楽しくないか？　その答えは，やっていることが理解できないからかもしれません．**半分は自分のせい，残りの半分は麻酔科指導医のせいです**．麻酔科指導医のせいというのは，本書ではどうしようもありませんが，自分のせいの分は取り返せます．

　さあ，はじめましょう．20日後には，すこし成長した自分がいるはずです．

2022年5月

讃岐美智義

麻酔科研修 20日ドリル

Workbook for anesthesia training

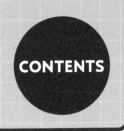

CONTENTS

1日目

全身麻酔の導入・これだけは!
静脈麻酔薬プロポフォール
青山和義

2日目

全身麻酔の維持・これだけは!
吸入麻酔薬セボフルランとデスフルラン
青山和義

3日目

全身麻酔の導入と維持・これだけは!
オピオイド：レミフェンタニルとフェンタニル
青山和義

4日目

全身麻酔と鎮静
讃岐美智義

別冊 解答&解説

- 本書では学習の便を最優先したため，薬剤の一般名などの表記に正式名称でなく略称を使用している箇所があります
- 本文中で登録商標を示す®マークを付して掲載している商品名は解答欄でも®をつけて掲載しておりますが，実際の解答としては®は特に必要ありません

本書の構成

学習目標
各単元で学んでほしい内容を提示

本書と併用することでより実践的な力を身につけられる参照書籍「麻酔科研修チェックノート改訂第7版」との対応を示しています
※巻末（139ページ）の「麻酔科研修チェックノート改訂第7版」の目次もご参照ください

ドリル
設問に答えて実践力UP

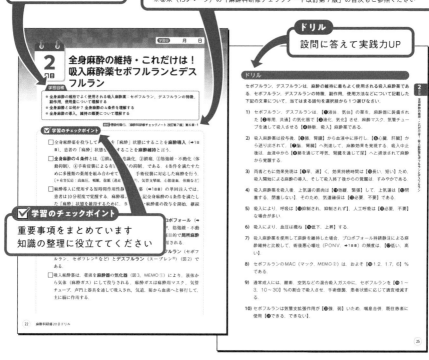

学習のチェックポイント
重要事項をまとめています
知識の整理に役立ててください

解答＆解説（別冊）

各ドリルの解答は別冊にまとめました.
考え方や間違えやすいポイントの解説付き.

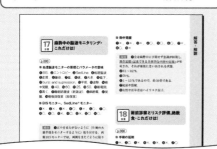

付録

臨床で役立つ表を巻頭に掲載.

● 巻頭付録①：麻酔で使用する薬剤の主な特徴
各種麻酔薬の分類, 一般名と, それぞれの「利点／副作用・欠点／特徴」が一目でわかる

● 巻頭付録②：略語表
各略語のワンポイント解説に加えて, 通称や読み方も掲載

次ページの学習計画表を活用して, 全単元をしっかり修得しましょう

学習計画表

単元番号	学習の内容	予定日	実施日 1回目	実施日 2回目	自己評価・メモ
1 日目	全身麻酔の導入・これだけは! 静脈麻酔薬プロポフォール	/	/	/	
2 日目	全身麻酔の維持・これだけは! 吸入麻酔薬セボフルランとデスフルラン	/	/	/	
3 日目	全身麻酔の導入と維持・これだけは! オピオイド:レミフェンタニルとフェンタニル	/	/	/	
4 日目	全身麻酔と鎮静	/	/	/	
5 日目	五感の活用とバイタルサイン	/	/	/	
6 日目	全身麻酔関連薬剤・これだけは! 筋弛緩薬ロクロニウムと回復薬スガマデクス	/	/	/	
7 日目	麻酔関連薬剤・これだけは! 循環作動薬 エフェドリン, フェニレフリン, アトロピン	/	/	/	
8 日目	µg/kg/ 分(γ)で薬剤を投与しよう	/	/	/	
9 日目	術中輸液と輸血	/	/	/	
10 日目	気管挿管と気道管理を習得しよう	/	/	/	
11 日目	全身麻酔からの覚醒と抜管	/	/	/	
12 日目	呼吸のモニタリング	/	/	/	
13 日目	体温管理	/	/	/	
14 日目	局所麻酔と区域麻酔に慣れよう	/	/	/	
15 日目	全身麻酔中の人工呼吸:酸素化と換気を評価しよう	/	/	/	
16 日目	筋弛緩モニターを使ってみよう	/	/	/	
17 日目	麻酔中の脳波モニタリング	/	/	/	
18 日目	術前診察とリスク評価・絶飲食	/	/	/	
19 日目	術前中止／継続薬	/	/	/	
20 日目	手術室退室基準と術後指示	/	/	/	

巻頭付録❶ 麻酔で使用する薬剤の主な特徴

分類	一般名		利：利点 欠：副作用・欠点 特：特徴
静脈麻酔薬	プロポフォール	利	迅速な作用発現（20〜60秒）
		利	1回注入時の効果持続は5〜15分
		利	悪心嘔吐は少ない
		欠	血圧低下，呼吸抑制
		欠	血管痛
	チオペンタール，チアミラール	利	迅速な作用発現（20〜60秒）
		利	1回注入時の効果持続は5〜15分
		欠	血圧低下，呼吸抑制
		欠	挿管時ときに気管支攣縮あり
		欠	ロクロニウムと混合すると混濁
		欠	血管外露出による組織壊死
	レミマゾラム	特	新しい短時間作用性ベンゾジアゼピン系静脈麻酔薬
		利	速やかな作用発現
		利	循環抑制が少ない
		利	血管痛がない
		利	フルマゼニルにより拮抗可能
		欠	粉末薬で溶解が必要
		欠	投与がやや煩雑
		欠	覚醒遅延の可能性
	ミダゾラム	特	鎮静薬としてよく使用
		利	健忘作用あり
		利	フルマゼニルが拮抗薬
		欠	狭偶角緑内障では禁忌

分類	一般名		利：利点 欠：副作用・欠点 特：特徴
吸入麻酔薬	セボフルラン	利	導入，覚醒が速い
		利	気管支拡張作用は強い
		欠	血圧低下，呼吸抑制
		欠	悪心嘔吐はやや多い
	デスフルラン	利	導入，覚醒が速い
		利	高次認知機能の回復が速い
		欠	気道刺激性がある
		欠	血圧低下，呼吸抑制
		欠	MACが高く，使用量は多い
		欠	特別な気化器が必要
オピオイド	レミフェンタニル	利	強力な麻薬性鎮痛薬
		利	作用時間が非常に短く，蓄積作用なし
		欠	血圧低下，徐脈，呼吸抑制
		欠	術後シバリングがやや多い
		欠	急速投与で筋硬直
	フェンタニル	利	強力な麻薬性鎮痛薬
		欠	作用時間がやや長い，蓄積作用あり
		欠	血圧低下，徐脈，呼吸抑制
		欠	急速投与で筋硬直

分類	一般名		利：利点 欠：副作用・欠点 特：特徴
筋弛緩薬・回復（拮抗）薬	ロクロニウム	利	作用発現が速く，持続時間が短い
		利	スガマデクスで拮抗可能
		欠	血管痛が強い
		欠	アナフィラキシーの可能性
		欠	バルビツレートと混濁
	スガマデクス	特	ロクロニウムの拮抗薬
		利	確実な拮抗効果
		利	深い筋弛緩からも拮抗可能
		欠	高価
		欠	アナフィラキシーの可能性

分類	一般名		利：利点 欠：副作用・欠点 特：特徴
局所麻酔薬	ロピバカイン	特	長時間作用性局所麻酔薬
		利	安全域が比較的広い（使用可能量多い）
	レボブピバカイン	特	長時間作用性局所麻酔薬
		利	安全域が比較的広い（使用可能量多い）
	メピバカイン	特	短時間作用性局所麻酔薬
		利	安全域が比較的広い（使用可能量多い）
	リドカイン	特	短時間作用性局所麻酔薬
		欠	安全域やや狭い（使用可能量やや少ない）
	ブピバカイン	特	長時間作用性局所麻酔薬
		欠	比較的毒性が強い
循環作動薬	エフェドリン	特	単回注入（ボーラス）可能な昇圧薬
		利	α作用，β作用
		特	効果持続時間は短い（10〜15分）
	フェニレフリン	特	単回注入（ボーラス）可能な昇圧薬
		利	選択的α作用薬
	アトロピン	特	単回注入（ボーラス）で使用する抗コリン薬
		利	心拍数増加
		利	分泌物抑制
		欠	口渇
		欠	緑内障では禁忌

略語	読み（通称）	ワンポイント解説	解説	参照ページ
BIS	ビス	脳波解析をもとにした鎮静レベルの指標. BISモニターによりBIS値で表現	1, 17日目	19, 108
DSA	ディーエスエー	Density spectral array：脳波の周波数分析を行い，トレンド表示を色で表現する方法	17日目	112
EMG	イーエムジー	Electromyography：筋電図	17日目	109
EPi	エピ	Epidural anesthesia（硬膜外麻酔）の通称	14日目	88
f	エフ	Frequency：換気回数. 呼吸数と同義	15日目	94
F-V	エフブイ	Flow-Volume：フローボリューム	12日目	74
FFP	エフエフピー	Fresh frozen plasma：新鮮凍結血漿	9日目	58
F_{IO_2}	エフアイオーツー	Fraction of inspiratory oxygen：吸入酸素濃度	15日目	94
γ	ガンマ	薬剤をμg/kg/分（1分間に，患者体重1kgあたり□μg）の注入速度で投与する場合の通称	8日目	51
i-gel	アイ-ジェル	気道確保器具である声門上器具の1種類	10日目	64
iv-PCA	アイブイピーシーエー	Intravenous patient-controlled analgesia：静脈内注入自己調節鎮痛法	14日目	93
MAC	マック	Minimum alveolar concentration：皮膚切開時に50%の人が体動を生じない最小肺胞濃度（%）	2日目	26
MAC	マック	Monitored anesthesia care：監視下鎮静管理	4日目	31
MV	エムブイ	Minute ventilation, Minute volume：分時換気量. 1分間の換気量. 1回換気量×呼吸数	15日目	98
P-V	ピーブイ	Pressure-Volume：圧容量	12日目	74
P/F ratio	ピーエフ比	P/F比＝PaO_2/F_{IO_2}. 酸素化（能）を評価する値	15日目	97
PC	ピーシー	Platelet concentrate：濃厚血小板液	9日目	58
PCA	ピーシーエー	Patient-controlled analgesia：患者自己調節鎮痛法	14日目	93
PCEA	ピーシーイーエー	Patient-controlled epidural analgesia：自己調節性硬膜外鎮痛法	14日目	93
PCV	ピーシーブイ	Pressure control ventilation：従圧式換気. ある一定の気道内圧まで吸気を送る調節換気の換気様式	15日目	94
PDPH	ピーディーピーエイチ	Postdural puncture headache：硬膜穿刺後頭痛. 脊髄くも膜下麻酔後や偶発的硬膜穿刺後に起こる頭痛	14日目	90

略語	読み（通称）	ワンポイント解説	解説	参照ページ
PEA	ピーイーエー	Pulseless electrical activity：無脈性電気活動	5日目	36
$P_{ET}CO_2$	ピーイーティーシーオーツー	呼気終末の二酸化炭素濃度の値．カプノメータで測定する．$PaCO_2$を概ね反映する	15日目	97
PONV	ピーオーエヌブイ	Postoperative nausea and vomiting：術後の悪心（吐き気）・嘔吐	1，2日目	21，25
PRIS	プリス	Propofol infusion syndrome：プロポフォール注入症候群．プロポフォールを長時間，大量に使用した場合に起こる致死的な合併症	1，4日目	21，32
PSi	ピーエスアイ	Patient state index：Sedline® モニターにおけるBIS値相当の数値	17日目	109
PTC	ピーティーシー	Post-tetanic count：ポストテタニックカウント．深い筋弛緩を評価する神経刺激方法	16日目	103
PTSD	ピーティーエスディー	Post traumatic stress disorder：心的外傷後ストレス障害	17日目	110
RASS	ラス	Richmond Agitation-Sedation Scale	4日目	32
RBC	アールビーシー	Red blood cells：赤血球液	9日目	58
RSI	アールエスアイ	Rapid sequence induction：迅速導入．全身麻酔導入方法の一種類．誤嚥の危険が高い場合に使用される	6日目	43
Sp	スパイナル	Spinal anesthesia（脊髄くも膜下麻酔）の通称	14日目	88
SR	エスアール	Supression ratio：平坦脳波が占める時間の割合を示す値	17日目	109
TCI	ティーシーアイ	Target controlled infusion：標的（目標）濃度調節静注．全静脈麻酔法（TIVA）に用いる持続静注法	1，2日目	20，26
TIVA	ティーバ	Total intravenous anesthesia：全静脈麻酔．吸入麻酔薬を使用せずに静脈麻酔のみで麻酔導入・維持を行う麻酔方法	2日目	23，26
TOF	トフ	Train-of-four：四連（刺激）．筋弛緩モニターで使用する神経刺激方法	16日目	103
TV, Vt	ティーブイ，ブイティー	Tidal volume：1回換気量	15日目	94
VCV	ブイシーブイ	Volume control ventilation：従量式換気．ある一定量の吸気量を送る調節換気の換気様式	15日目	99

麻酔科研修
20日ドリル

書き込み式で 臨床に役立つ力を 身につける！

1日目

全身麻酔の導入・これだけは！
静脈麻酔薬プロポフォール

学習目標

- 全身麻酔で最もよく使用される静脈麻酔薬：プロポフォールの特徴，副作用について理解する
- 麻酔導入時のプロポフォールの一般的な使用量について理解する
- 薬剤の濃度とその％表示について理解し，慣れる

参照 巻頭付録①，『麻酔科研修チェックノート 改訂第7版』第3章-2，第6章-1

✓学習のチェックポイント

☐ 全身麻酔薬を投与して，患者を「麻酔」状態にすることを**麻酔導入**，患者の「麻酔」状態を維持することを**麻酔維持**（➡2日目）と言う．

☐ 全身麻酔の**導入**では，静脈麻酔薬，オピオイド（麻薬性鎮痛薬，➡3日目）および筋弛緩薬（➡6日目）が，麻酔**維持**では静脈麻酔薬や吸入麻酔薬（➡2日目），オピオイド，筋弛緩薬がよく使用される．

☐ **プロポフォール**（図1）は代表的な静脈麻酔薬で，麻酔導入，麻酔維持によく使用されている．静脈麻酔薬では，バルビツレート，レミマゾラム，ミダゾラムなども，ときに使用される（➡巻頭付録①）．

A)

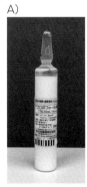

B)

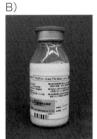

C)

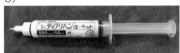

図1　**1％プロポフォール**
A) 200 mg/20 mL/1A，B) 1,000 mg/100 mL/1V，C) 500 mg/50 mL/TCIシリンジ（1％ディプリバン®注－キット）．
他にもさまざまな剤型がある．図中の製剤の濃度はすべて10 mg／mL．

□静脈麻酔薬は点滴回路から静脈内に投与され，心臓を経て全身に運ばれ，主に脳に作用する．

□就眠の確認は，①呼名反応の消失，②睫毛反射（しょうもうはんしゃ）の消失，③BIS（ビス）モニター（下記）により行う．

※BISモニターによるBIS値（脳波解析をもとにした鎮静レベルの指標）は，覚醒時ほぼ100であるが，麻酔導入後，就眠により40〜60に低下する（➡17日目）．

□麻酔導入後，意識消失により上気道閉塞が起こり，すぐに自発呼吸も停止する．用手的気道確保，気管挿管や声門上器具による気道確保（➡10日目），および人工呼吸が必要になる．

□薬剤の**投与量**は，しばしば患者の体重1 kgあたり○ mg，すなわち○ mg/kg投与と表現される（図2）．ときに，体重1 kgあたり◎μg，すなわち◎μg/kg投与，と示される薬剤もある（1 mg ＝ 1,000 μg）．

・例：ある薬剤を2 mg/kg投与する場合，体重50 kgの成人患者には，100 mgを投与する．

・例：1 μg/kg投与する薬剤は，体重50 kgの成人患者には，50 μgを投与する．

□薬剤を「○ mg投与する」ためには，実際にはシリンジ中の溶液を「△mL」投与する（図3）．そのためには，薬液1 mL中に何 mgの薬剤が含まれているか，すなわち薬液の**濃度**を知る必要がある．

□注射剤の**濃度**は，薬液1 mLあたりに含まれる薬剤の量をmg（時にμg）で表し，mg/mL（ときにμg/mL）と表示される．

□**1％の注射剤**とは，薬液1 mL中に含まれる薬剤の量が1/100（=0.01）g，すなわち10 mg含まれることである（図1：1％プロポフォール）．つまり，1％の注射剤の濃度は10 mg/mLである．

□プロポフォールは，1アンプル（A）20 mLの製剤が代表的であるが，1バ

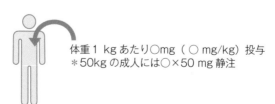

体重1 kgあたり○mg（ ○ mg/kg）投与
＊50kgの成人には○×50 mg静注

図2　**体重に応じた薬剤の投与**

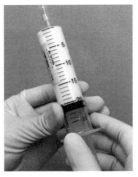

図3　シリンジによる薬剤の投与
○ mg投与するために、△ mL静注する。プロポフォールは薬液1 mL中に、10 mg含まれる。50 mg投与するには5 mL、100 mg投与するには10 mL静注する。

イアル（V）50 mLや100 m L、TCIシリンジ、など多くの剤型がある（図1、MEMO）。1％プロポフォールの濃度は10 mg/mLで、1A 20 m L中には200mgの薬剤が入っている。

☐ プロポフォールは通常成人に対して、麻酔導入時 <u>1〜2 mg/kg</u>（体重1 kgあたり1〜2 mg）静注する（患者の状態、状況により適宜増減）。

　・例：体重50 kgの成人患者に、2 mg/kg、つまり100 mg（10 mL）投与する。

☐ プロポフォールは持続静注により、麻酔維持にもよく使用される（➡2日目の図1）。

MEMO▶アンプルに慣れよう！ 薬剤の剤型（図1）
注射薬は、①アンプル［ガラスの筒、Aと略す。1筒（とう）とも言われる］、②バイアル（小さなガラス瓶にゴム栓をしたもの。Vと略す）、③シリンジ（注射器）、④ポリアンプ（ポリエチレン製の筒）、などの容器に、無菌的に密封されている。溶液の製剤や粉末の製剤がある。粉末の製剤は、生理食塩液、蒸留水などで溶解して使用する。

ドリル

プロポフォールは、麻酔の導入・維持に最もよく使用される静脈麻酔薬である。プロポフォールの使用方法、特徴、副作用などについて記載した下記の文章について、当てはまる語句を選択肢から1つ選びなさい。

1） 静注による作用発現は早く、静注後は【❶30秒〜1分、5分】程度で患者は就眠する。

2) 単回投与時の作用持続時間は【❷5～15分，30分】程度で，次第に患者は覚醒する．麻酔状態を維持するためには，吸入麻酔薬の吸入，またはプロポフォールの持続静注を開始する．

3) プロポフォール静注後，上気道の筋肉は【❸弛緩，緊張】して，上気道は【❹閉塞する，閉塞しない】．そのため，気道確保は【❺必要，不要】である．

4) プロポフォール静注後，呼吸は【❻抑制，促進】され，人工呼吸が【❼必要，不要】である場合が多い．

5) プロポフォール静注後，血圧は【❽低下，上昇】する．

6) プロポフォールには鎮痛作用が【❾ある，ない】ため，全身麻酔中はオピオイドなどの鎮痛薬の投与が【❿必要，不要】である．

7) プロポフォール投与時には，投与部位の血管痛が【⓫ある，ない】．

8) プロポフォールの持続静注により麻酔を維持した場合（➡2日目），術後の悪心嘔吐（PONV：postoperative nausea and vomiting．術後の吐き気，嘔吐）の頻度は，吸入麻酔薬使用時と比較して【⓬低い，高い】．

9) 1％プロポフォール溶液のうち1Aに20 mL入りの製剤は，プロポフォールを200 mg含有する（図1）．この場合，プロポフォールの濃度は，【⓭10，100】mg／mLである．

10) プロポフォールは通常成人に対して，麻酔導入時に1～2 mg/kg（体重1kgあたり1～2 mg）静注される（患者の状態，状況により適宜増減）．体重50kgの成人に，1％プロポフォール溶液を1 mg/kg使用するには，【⓮50，500】mg，すなわち【⓯5，50】mL静注する．

11) 体重50 kgの成人に，2 mg/kg使用するには，【⓰100，1,000】mg，すなわち【⓱10，100】mL静注する．

12) 体重60kgの成人に，2 mg/kg静注するときは，【⓲12，120】mg，すなわち【⓳12，120】mL静注する．

13) 集中治療室（ICU）でプロポフォールを長時間，大量に使用すると，代謝性アシドーシスから心停止に至る致死的な合併症を起こす．これを【⓴プロポフォール注入症候群（PRIS），悪性高熱症】と言う．

2 日目

全身麻酔の維持・これだけは！
吸入麻酔薬セボフルランとデスフルラン

学習目標

● 全身麻酔の維持でよく使用される吸入麻酔薬：セボフルラン，デスフルランの特徴，副作用，使用量について理解する
● 全身麻酔とは何か？全身麻酔の4条件を理解する
● 全身麻酔の導入，維持の概要について理解する

参照 巻頭付録①，『麻酔科研修チェックノート 改訂第7版』第6章-1

✓ 学習のチェックポイント

☐ 全身麻酔薬を投与して，患者を「麻酔」状態にすることを**麻酔導入**（→1日目），患者の「麻酔」状態を維持することを**麻酔維持**と言う．

☐ **全身麻酔の4条件**とは，①鎮静・無意識化，②鎮痛，③筋弛緩・不動化（体動抑制），④手術侵襲による有害反応*の抑制，である．4条件を満たすために多種類の薬剤を組み合わせて使用し，手術侵襲に対応した麻酔を行う．
〔*有害反応：高血圧，頻脈，徐脈（迷走神経反射），気管支攣縮，心筋虚血，体動など〕

☐ 麻酔導入に使用する短時間作用性静脈麻酔薬（→1日目）の単回注入では，患者は10分程度で覚醒する．麻酔導入後，上記全身麻酔の4条件を満たした「麻酔」状態を維持するために，さまざまな麻酔薬の投与を開始，継続する（図1）．

☐ 麻酔維持には，鎮静・無意識化の目的で**吸入麻酔薬やプロポフォール**（→1日目）**の持続注入**が，鎮痛目的で**オピオイド**（→3日目）が，筋弛緩・不動化の目的で**筋弛緩薬**（→6日目）が使用される（図1）．鎮痛目的で**局所麻酔**（硬膜外麻酔，神経ブロックなど→14日目）もしばしば併用される．

☐ 麻酔維持に現在最も使用されている吸入麻酔薬は，**セボフルラン**（セボフルラン，セボフレン®など）と**デスフルラン**（スープレン®）（図2）である．

☐ 吸入麻酔薬は，薬液を**麻酔器の気化器**（図3，MEMO①）により，液体から気体（麻酔ガス）にして投与される．麻酔ガスは麻酔用マスク，気管チューブ，声門上器具を通して吸入され，気道，肺から血液へと移行して，主に脳に作用する．

□ 吸入麻酔薬（セボフルラン，デスフルラン）は，酸素，空気などの吸入ガス中，○%という単位で使用する．

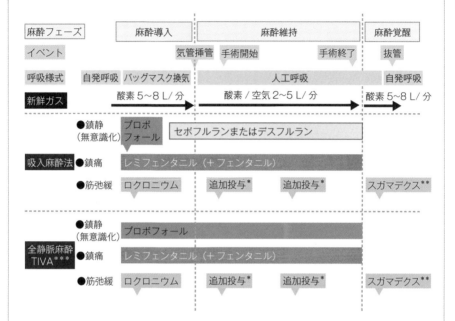

図1 全身麻酔の導入と維持の概要
＊筋弛緩が必要な手術では追加投与（➡6日目のMEMO①），＊＊拮抗必要時に投与（➡6, 16日目），
＊＊＊TIVA：MEMO③参照．

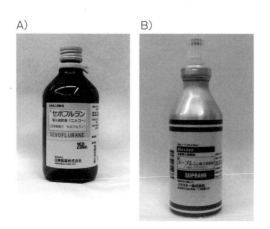

図2 セボフルラン（A）とデスフルラン（B）

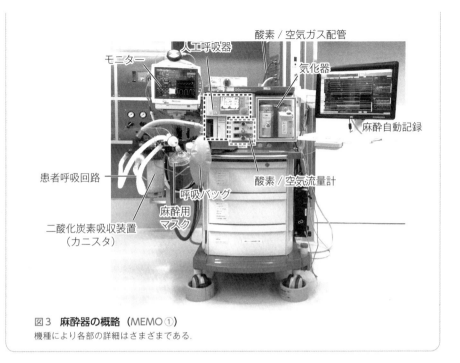

図3　麻酔器の概略（MEMO①）
機種により各部の詳細はさまざまである.

MEMO ①**麻酔器に慣れよう！**

全身麻酔には，**麻酔器**（図3）が必須である．**麻酔器**により，酸素，空気，吸入麻酔薬の投与，および人工呼吸を行う．麻酔器の構造は複雑で奥が深い！最低限以下の内容は理解しよう．①酸素や空気は**流量計**により，◯ L／分の単位で投与される．②酸素・空気の吸入ガスには，**気化器**を通して**吸入麻酔薬**（セボフルランまたはデスフルラン）が混合される．③酸素，空気，吸入麻酔薬の混合ガスは麻酔器から出て，**呼吸回路**を経て患者に投与される．④全身麻酔中は，麻酔器に付属する**人工呼吸器**または**呼吸バッグ**により人工呼吸が行われる．⑤呼吸回路中の一部の混合ガスは，二酸化炭素吸収装置（カニスタ）により二酸化炭素を除去して再呼吸される．

ドリル

セボフルラン，デスフルランは，麻酔の維持に最もよく使用される吸入麻酔薬である．セボフルラン，デスフルランの特徴，副作用，使用方法などについて記載した下記の文章について，当てはまる語句を選択肢から1つ選びなさい．

1) セボフルラン，デスフルランは，【❶液体，気体】の薬を，麻酔器に装備された【❷専用，共通】の気化器で【❸液化，気化】させ，麻酔マスク，気管チューブを通して吸入させる【❹静脈，吸入】麻酔薬である．

2) 吸入麻酔薬は投与後，【❺肺，腎臓】から血液中に移行し，【❻心臓，肝臓】から送り出されて，【❼脳，腎臓】へ到達して，麻酔効果を発現する．吸入中止後は，血液中から【❽肺を通じて呼気，腎臓を通じて尿】へと排泄されて麻酔から覚醒する．

3) 両者ともに効果発現は【❾早，遅】く，効果持続時間は【❿長い，短い】ため，吸入開始による麻酔の導入，そして吸入終了後からの覚醒は，すみやかである．

4) 吸入麻酔薬を吸入後，上気道の筋肉は【⓫弛緩，緊張】して，上気道は【⓬閉塞する，閉塞しない】．そのため，気道確保は【⓭必要，不要】である．

5) 吸入により，呼吸は【⓮抑制され，抑制されず】，人工呼吸は【⓯必要，不要】な場合が多い．

6) 吸入により，血圧は概ね【⓰低下，上昇】する．

7) 吸入麻酔薬を使用して麻酔を維持した場合，プロポフォール持続静注による麻酔維持と比較して，術後悪心嘔吐（PONV，➡1日目）の頻度は，【⓱低い，高い】．

8) セボフルランのMAC（マック，MEMO②）は，およそ【⓲1.2，1.7，6】％である．

9) 通常成人には，酸素，空気などの混合吸入ガス中に，セボフルランを【⓳1〜3，10〜30】％の割合で吸入させ，手術侵襲，患者状態に応じて適宜増減する．

10) セボフルランは気管支拡張作用が【⓴強，弱】いため，喘息合併，既往患者に使用【㉑できる，できない】．

11) デスフルランは比較的新しい吸入麻酔薬で，麻酔導入，覚醒が非常に【㉒早い，遅い】．特に覚醒した後の高次認知機能の回復は，セボフルランより【㉓早い，遅い】．

12) デスフルランのMAC（マック，MEMO②）は、およそ【㉔1.2，1.7，6】％である．

13) 通常成人には，酸素，空気などの混合吸入ガス中に，デスフルランを【㉕3〜6，10〜20】％の割合で吸入させ，手術侵襲，患者状態に応じて適宜増減する．

14) デスフルランは，セボフルランよりも使用濃度（％）が【㉖高い，低い】ため，その使用量は一般的には【㉗多い，少ない】．

15) デスフルランは吸入による気道刺激作用が【㉘強く，弱く】，吸入麻酔による導入（緩徐導入 ➡6日目のMEMO②）に【㉙適している，適していない】．

MEMO ②MAC：最小肺胞濃度（minimum alveolar concentration）

MAC(マック)とは，皮膚切開などの侵襲が加わった時に，50％の人が体動を生じない最小肺胞濃度（％）である．吸入麻酔薬の強さの示標の1つで，薬理学的なED$_{50}$（50％有効量）と同義．セボフルランを単独で1.7％吸入している患者の50％は，皮膚切開でも動かないということである．MACが低い麻酔薬の方が，麻酔作用が強い．年齢，性別，併用薬，その他多くの条件でMACの値は変化する．ED$_{95}$（95％有効量）は，約1.3MAC（MACの1.3倍の濃度）と言われる．

MEMO ③全静脈麻酔 TIVA と TCI

吸入麻酔薬（セボフルラン，デスフルラン）を使用せずに静脈麻酔薬のみで麻酔導入および維持を行う麻酔方法を，**全静脈麻酔**（TIVA: total intravenous anesthesia）と言い，プロポフォールとレミフェンタニルの持続静注により麻酔の維持が行われる（図1）．

プロポフォールの持続静注を行う代表的な方法として，**TCI法**(target controlled infusion：標的濃度調節持続静注)がある．TCI専用シリンジ（1％ディプリバン®注ーキット，➡1日目の図1C）とTCI機能が付いた特別なシリンジポンプを使用する．投与量をmL/時で設定するのではなく，標的（目標）血中濃度をμg/mLの単位で設定する（3.0μg/mLが一般的な初期設定）．年齢，体重，標的血中濃度を設定（入力）すると，ポンプが投与量を自動的に調節して投与する（賢い！）．

3日目

全身麻酔の導入と維持・これだけは！
オピオイド：レミフェンタニルとフェンタニル

学習目標

- 全身麻酔でよく使用されるオピオイド：レミフェンタニルとフェンタニルの特徴，副作用，使用量について理解する
- レミフェンタニルは，シリンジポンプを使用して投与される．シリンジポンプの使用方法に慣れる

参照 巻頭付録①，『麻酔科研修チェックノート 改訂第7版』第6章-1

✓ 学習のチェックポイント

☐ 全身麻酔導入，および麻酔維持の間，**全身麻酔の4条件**（➡2日目）を満たした「麻酔」状態を維持するために，鎮静・無意識化の目的で**吸入麻酔薬**（➡2日目）や**プロポフォール**（➡1日目）の持続注入が，鎮痛目的で**オピオイド**が，筋弛緩・不動化の目的で**筋弛緩薬**（➡6日目）が使用される．

☐ オピオイド（麻薬性鎮痛薬．フェンタニル，レミフェンタニルなど）は，点滴回路から静脈内に投与され，心臓を経て脳に運ばれ，脳の**オピオイド受容体**に作用して強力な鎮痛効果を発揮する．

☐ 代表的オピオイドである**レミフェンタニル**（アルチバ®）は粉末の薬で（図1），2mg/Vを生理食塩液20 mL（または5mg/Vを50 mL）で溶解して使用する．この場合，溶液の濃度は100 μ g/ mLとなる．

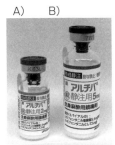

A)　　B)

図1　レミフェンタニル（アルチバ®）
A) 2mg粉末/V，B) 5 mg粉末/V

- [ ] レミフェンタニル（アルチバ®）は，シリンジポンプ（図2，MEMO）を使用して，1分間に体重1kgあたり0.1〜0.5 μg，つまり0.1〜0.5 μg/kg/分［いわゆるγ（ガンマ），➡8日目］の速度で，麻酔導入から手術終了まで**精密持続静注**される（手術侵襲，患者状態により適宜増減）．

- [ ] 代表的オピオイドである**フェンタニル**は液体の薬で，100 μg（0.1mg）/2mL/1Aが代表的である（図3）．濃度は50 μg/mLである．

- [ ] フェンタニルは，麻酔導入時や手術中に，0.5〜2 μg/kg（体重1kgあたり0.5〜2 μg）を，単回〜反復静注される．

  - 例：体重50kgの成人患者に，1 μg/kg，つまり50 μg（1 mL）投与する．
  - 40kgの患者に25 μg（0.5 mL），60kgの患者に50 μg（1 mL），90kgの患者に100 μg（2 mL）のように，区切りよく0.5，または1mLごとに使用されることが多い．

- [ ] プロポフォール（➡1日目）注入時の血管痛を防止するため，オピオイドを1〜3分前に先行投与することが多い．

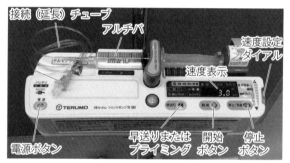

図2　アルチバをセットしたシリンジポンプ

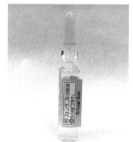

図3　フェンタニル
100 μg/2 mL/1A（濃度：50 μg/mL）

MEMO シリンジポンプを使おう！　プライミングとは？

レミフェンタニル（アルチバ®）をはじめ，多くの薬剤を精密持続注入するために，**シリンジポンプ**を使用する．シリンジポンプには，接続（延長）チューブ（点滴回路と接続する）を装着したシリンジをセットする（図2）．「電源ボタン」を押して電源を入れ，「早送り」または「プライミングボタン」を長押しして，薬液を接続チューブの先端まで満たしておく．接続チューブの中の空気を追い出して薬液を満たし，直ちに薬液を投与できるように準備しておくことを，**プライミング**と言う．

「速度設定ボタン」または「ダイアル」で，投与速度〔1時間あたり○mL注入するのか（○mL/時）〕を調節する．薬液の濃度により，1時間あたり○mL（mL/時）の投与が，□μg/kg/分に相当するのか，単位の換算が必要となる〔いわゆるγ（ガンマ）計算，➡詳細は8日目〕．

ドリル

レミフェンタニル，フェンタニルの特徴，副作用，使用方法などについて記載した下記の文章について，当てはまる語句を選択肢から1つ選びなさい．

■ レミフェンタニル

1) レミフェンタニル（アルチバ®）の鎮痛作用は非常に【❶強く，弱く】，鎮静（催眠）作用は比較的【❷強い，弱い】．

2) 作用時間は非常に【❸長く，短く】，蓄積作用は【❹多い，少ない】ため，持続静注を終了後，効果消失が【❺早い，遅い】．

3) アルチバ®は粉末の薬で，2mg/1Vを生理食塩液20mL（ときに5mg/1Vを50mL）で溶解して使用する．この場合溶液の濃度は【❻100，1,000】μg/mLとなる．

4) 麻酔中は【❼シリンジポンプ，輸液ポンプ】を用いて，【❽精密持続静注，吸入】して静脈内に投与する．

5) 投与の方法は，通常1分間に，体重1kgあたり【❾0.1～0.5，1～5】μgの速度で持続静注する（状況により適宜増減）．すなわち【❿0.1～0.5，1～5】μg/kg/分〔いわゆるγ（ガンマ），➡8日目〕で投与する．

6) レミフェンタニル静注により，呼吸数は【⓫増加，減少】する．

7) レミフェンタニル静注後，血圧は【⓬低下，上昇】し，心拍数は【⓭低下，上昇】する．

8) 使用により手術後，シバリング（低体温時の震え，→13日目）を起こす頻度は比較的【⓮高い，低い】.

9) 急速に投与すると【⓯筋硬直，筋弛緩】を起こし，換気が【⓰容易，困難】となる.

■ フェンタニル

1) フェンタニルの鎮痛作用は【❶強く，弱く】，鎮静（催眠）作用は比較的【❷強い，弱い】.

2) 作用時間は30〜60分程度とやや長く，蓄積作用が【❸ある，低い】ため，大量に使用すると手術終了後，覚醒が【❹早く，遅く】なる.

3) フェンタニル静注により，呼吸数が【❺増加する，減少する】.

4) フェンタニルの呼吸抑制・鎮痛作用は，【❻ナロキソン，フルマゼニル】で拮抗可能である.

5) フェンタニル静注後，血圧はやや【❼低下，上昇】し，心拍数は【❽低下，上昇】する.

6) 急速・多量に投与すると【❾筋硬直，筋弛緩】を起こし，換気が【❿容易，困難】となる.

7) フェンタニルは液体の薬で，100μg（0.1mg）/2mL/1Aである．この場合溶液の濃度は【⓫100，50】μg/mLである.

8) 通常成人に対して麻酔導入時に，0.5〜2μg/kg静注する（状況により適宜増減）．50kgの成人に，1μg/kg使用するには，【⓬50，500】μg　すなわち【⓭1，10】mL静注する.

9) 50kgの成人に，2μg/kg使用するには，【⓮100，1,000】μg，すなわち【⓯2，10】mL静注する.

4 日目
全身麻酔と鎮静

学習目標

- 全身麻酔と鎮静の違いについて理解する
- MAC（monitored anesthesia care）監視下鎮静管理で対応すべきことを学ぶ
- RASSでの鎮静評価を学ぶ
- 鎮静薬の副作用と対処法について学ぶ

参照 『麻酔科研修チェックノート 改訂第7版』第3章-5

✓ 学習のチェックポイント

☐ 全身麻酔と鎮静の連続性を理解する（表1，図1）：鎮静を深くしていくことで，全身麻酔と同じ状態になる．したがって，鎮静を行う際も意識，呼吸，循環のモニタリングを行い，危機的な状況への対応ができるように準備して対応する．

☐ MAC（monitored anesthesia care）監視下鎮静管理：検査・手術・処置などで麻酔の有無にかかわらず麻酔科医の監視下になされる全身管理のこと．特定の鎮静レベルを言うのではなく，麻酔科医が厳重に監視・管理を行うことにより患者の安全を保障することを言う．

［参考文献］歯科診療における静脈内鎮静法ガイドライン改訂第2版（日本歯科麻酔学会）
https://minds.jcqhc.or.jp/docs/minds/guideline_intravenous_sedation02/guideline_intravenous_sedation02_rev.pdf

表1　米国麻酔学会（ASA）の全身麻酔と鎮静レベルの定義（鎮静の連続性）

	最小限の鎮静（不安除去）	中等度の鎮静（意識のある鎮静）	深い鎮静	全身麻酔
反応	呼びかけで正常反応	呼びかけで意味のある反応	くり返し刺激や痛み刺激で意味のある反応	**痛み刺激で覚醒しない**
気道	影響なし	介入不要	介入必要性あり	**介入必要**
自発呼吸	影響なし	十分	不十分	**通常は消失**
心血管系	影響なし	保たれる	通常は保たれる	**破綻の可能性**

American Society of Anesthesiologists Task Force on Sedation and Analgesia by Non-Anesthesiologists.: Practice guidelines for sedation and analgesia by non-anesthesiologists. Anesthesiology, 96：1004-1017, 2002 より作成

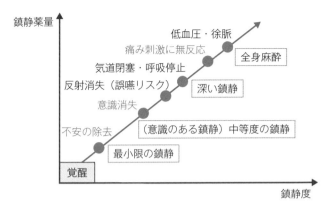

図1　鎮静レベルと生体反応
(「麻酔科研修チェックノート改訂第7版」, p.110, 羊土社, 2022より引用)

☐ 鎮静はRASS（表2）で評価する.

☐ 鎮静薬の副作用：舌根沈下，気道閉塞，無呼吸，循環抑制（徐脈，低血圧），低酸素，高二酸化炭素血症，脳圧上昇，不整脈などがあり，主として呼吸停止/抑制と交感神経抑制によるものである．また，反射の低下による誤嚥やせん妄・興奮などにも注意が必要.

☐ PRIS（propofol infusion syndrome）プロポフォール注入症候群：ICU鎮静で長期間プロポフォールが投与された患者に起こる稀な致死性の合併症．小児例の報告が多いが成人でも起きうる.

> **[予防法]** ①プロポフォールを漫然と長期間大量投与しない（鎮痛薬，鎮静薬を併用してプロポフォールを減量する努力をする）．②pH，CK，TGをモニタリング（検査でフォロー）する．③4mg/kg/時以上の高用量プロポフォールを48時間以上使用しない.
> **[先駆症状]** ①原因不明の乳酸アシドーシス，②徐脈，③Brugada型心電図変化（右脚ブロックとV1-V3でcoved型ST上昇）.
> **[治療法]** ①PRISの早期発見とプロポフォールの中止，②血液浄化.

表2　**鎮静スコアRASS（Richmond Agitation-Sedation Scale）**

ステップ1
　　30秒間，患者を観察する．これ（視診のみ）によりスコア0〜＋4を判定する．
ステップ2
　　①大声で名前を呼ぶか，開眼するように言う．
　　②10秒以上アイ・コンタクトができなければくり返す．以上2項目（呼びかけ刺激）
　　　によりスコア−1〜−3を判定する．
　　③動きが見られなければ，肩を揺するか，胸骨を摩擦する．これ（身体刺激）により
　　　スコア−4，−5を判定する．

スコア	用語	説明	刺激の程度
＋4	好戦的な	明らかに好戦的な，暴力的な，**スタッフに対する差し迫った危険**	
＋3	非常に興奮した	**チューブ類またはカテーテル類を自己抜去**；攻撃的	
＋2	興奮した	**頻繁な非意図的な運動，人工呼吸器ファイティング**	
＋1	落ち着きのない	**不安で絶えずそわそわしている**，しかし動きは攻撃的でも活発でもない	
0	意識清明な落ち着いている		
−1	傾眠状態	完全に清明ではないが，呼びかけに**10秒以上**の開眼およびアイ・コンタクトで応答する	呼びかけ刺激
−2	軽い鎮静状態	呼びかけに**10秒未満**のアイ・コンタクトで応答	呼びかけ刺激
−3	中等度鎮静	状態呼びかけに動きまたは開眼で応答するが**アイ・コンタクトなし**	呼びかけ刺激
−4	深い鎮静状態	呼びかけに無反応，しかし，**身体刺激で動きまたは開眼**	身体刺激
−5	昏睡	呼びかけにも身体刺激にも**無反応**	身体刺激

全身麻酔の連続性，鎮静レベルと生体反応などについて正しいものには○，誤っているものには×で答えなさい．

❶【　　】鎮静時の反応の観察は，意識レベルだけではなく気道，自発呼吸，心血管系反応に注意する．

❷【　　】最小限の鎮静では，気道は保たれる．

❸【　　】中等度の鎮静では，気道は保たれる．

❹【　　】深い鎮静では，気道閉塞・呼吸停止の可能性がある．

❺【　　】全身麻酔では，気道，自発呼吸，心血管系反応ともに介入の必要がある．

❻【　　】最小限の鎮静では，誤嚥の可能性は少ない．

❼【　　】鎮静の副作用対策では，気道と呼吸に対する介入が必要である．

❽【　　】ASA の鎮静のレベルは5段階に分類されている．

❾【　　】最小限の鎮静での目的は，意識をとることである．

❿【　　】中等度の鎮静の目的は，不安を除去することである．

⓫【　　】深い鎮静では，意識と気道反射が消失する．

⓬【　　】全身麻酔では，痛み刺激に対して反応しない．

⓭【　　】意識のある鎮静とは，最小限の鎮静のことである．

⓮【　　】麻酔をせずに麻酔科医が全身管理を行った場合には，MAC とは呼ばない．

⓯【　　】MAC とは，鎮静を行わない麻酔科医による全身管理である．

⓰【　　】RASS は，鎮静と興奮のどちらも評価できる．

⓱【　　】RASS は，－5～＋5の10段階で評価する．

⓲【　　】RASS で，意識清明な場合は0である．

⓳【　　】RASS の評価で，ステップ1では30秒間観察する．

❷⓿ 【　　】RASSの評価で，ステップ2では4つの手順が必要である．

❷① 【　　】RASSの評価で－1～－3は呼びかけ刺激，－4～－5は身体刺激
によって判定する．

❷② 【　　】RASSの評価で呼びかけにも身体刺激にも無反応な場合は－5で
ある．

ドリル②

鎮静薬の副作用の記述で正しいものには○，誤っているものには×で答えなさい．

❶ 【　　】鎮静薬による呼吸抑制により，低酸素血症になる．

❷ 【　　】鎮静薬による交感神経抑制により，徐脈や低血圧になる．

❸ 【　　】鎮静時には誤嚥に注意する．

❹ 【　　】鎮静薬で，せん妄や興奮が起きる．

❺ 【　　】鎮静薬には，呼吸停止／抑制と交感神経抑制による副作用がある．

❻ 【　　】鎮静薬による呼吸抑制により脳圧亢進が起きる．

❼ 【　　】鎮静では，反射の消失で誤嚥が起きる．

❽ 【　　】プロポフォールは小児の麻酔には禁忌である．

❾ 【　　】小児の人工呼吸中の鎮静にはプロポフォールは禁忌である．

❿ 【　　】PRISはプロポフォールの高用量，長期投与により発症する．

⓫ 【　　】プロポフォールの長期投与中はpH，CK，TGをフォローする．

⓬ 【　　】乳酸アシドーシス，徐脈，Brugada型心電図変化でPRISの発症を
疑う．

⓭ 【　　】PRISの治療は，プロポフォール減量と血液浄化である．

⓮ 【　　】PRISは成人では発症しない．

⓯ 【　　】PRISの予防法は，高用量の長期投与を漫然と行わないことである．

5日目 五感の活用とバイタルサイン

学習目標

● 生体情報モニターと五感による観察の違いを理解する
● バイタルサインについての知識を整理する

参照 『麻酔科研修チェックノート 改訂第7版』第3章-6

✓ 学習のチェックポイント

□ 五感による観察（視診，聴診，触診など）は大切だが，麻酔管理において
は生体情報モニターを読み取る力が要求される．逆に，生体情報モニター
で，心拍数や血圧が異常値になったときには，脈拍の触診で補間する．

【例】脈拍の触診で不整脈があることはわかるが，心電図モニターがなけれ
ば不整脈の種類はわからない．心電図がうまく拾えない時には，脈拍の触
診で脈を触れることで異常に血圧が低くないことと，脈拍数は計測できる．

□ **五感による観察**には，視診，触診，聴診などがある．

・**視診**：顔面，術野の血液色，出血状況，胸郭および腹部の動き，末梢静脈，
皮膚色の観察に加えて手術室の様子，モニターの作動状況などにも注意を
払う．

・**触診**：脈拍，呼吸，体温などに対して行い，生体情報モニターではわから
ない末梢の体温，気道確保されていないときの呼吸の強さと大きさ，脈拍
の触れ具合などを知ることが可能である．

・**聴診**：自然に聞こえる気道の閉塞音やモニターのアラーム，心拍同期音や
パルスオキシメータの発するSpO_2変化によるトーンの変化などを聴取する．

□ 心電図が出ていても脈が触れなければ心停止（無脈性電気活動：PEA，
pulseless electrical activity）である．持続的に脈の拍動をモニターする必
要がある．心音，動脈の触診，動脈波形または脈波（SpO_2波形）のいずれ
か1つをモニターする．

□ **3種の神器（心電図，パルスオキシメータ，自動血圧計）**を併せてバイタ
ルサインを見る．

□ 血圧と脈拍の関係を把握することで，生体内で起きている現象を推論する
きっかけになる．

【例】①術中に血圧と脈拍が上昇傾向になった場合：交感神経の緊張（痛み刺激，$\alpha \cdot \beta$刺激薬投与，低酸素や高二酸化炭素血症の初期）.

②脈拍は上昇し，血圧は低下した場合：（比較的多い）出血や血管内脱水，ショックなど.

③脈拍も血圧も低下した場合：迷走神経反射，伝導障害，深麻酔や麻酔の効果など.

④血圧は上昇し，脈拍は低下した場合：血管収縮薬の投与や脳圧の過剰上昇など.

☐ 呼吸や意識に関しては，五感による観察を活用する．モニターがなければ五感を活用するしかない.

☐ 血圧計のマンシェットの直径：マンシェットの幅は，**巻く部位の直径の1.5倍**が目安（表1）．マンシェット幅が規定より**細い**ものは血流を遮断するのに高い圧が必要になるため，血圧は**実際より高く表示される**．**マンシェットが太すぎる場合は，実際より低く**測定される．**ゆるく巻くと高く**測定され，**きつく巻くと低く**測定される.

☐ 生命の安全を判断するモニターと麻酔効果を判断するモニターを区別する.
【生命の安全を判断するモニター】心電図，自動血圧計（観血的動脈圧測定），パルスオキシメータ，カプノメータ，スパイロメータ，体温モニターなど
【麻酔効果を判断するモニター】脳波モニター，筋弛緩モニター，麻酔ガスモニターなど

表1 血圧計のマンシェット幅（cm，上腕用）

成人		13
小児	0〜3カ月	3
	3カ月〜3歳	5
	3〜6歳	7
	6〜9歳	9
	9歳以上	12

※年齢は目安であり，あくまでも上腕のマンシェットを巻く部位の直径で決定する.
高血圧治療ガイドライン2019（日本高血圧学会）より作成.

■ 五感を用いた観察

五感を用いた観察に関して当てはまる語句を選択肢から1つまたは複数選びなさい.

1) モニターの三種の神器とは【❶心電図, パルスオキシメータ, 自動血圧計, 動脈ライン, カプノメーター】をさす.

2) 【❷心電図, パルスオキシメータ, 自動血圧計, 動脈ライン, カプノメーター】では, 心拍動があること, 【❸酸素化, 脈拍】がわかるが, 換気はわからない. 換気については【❹心電図, パルスオキシメータ, 自動血圧計, 動脈ライン, カプノメーター】を用いた観察を行う.

3) 換気は, 視診で【❺胸郭, 腹部】の動きを観察し, 聴診で【❻呼吸, 気道】音や気道閉塞音を聞き, 触診で【❼胸郭, 腹部】の動きや口元や鼻腔に手を当てて【❽呼気, 吸気】を感じることで知ることができる.

4) 体温に関しては, 触診が重要である. 直腸温や膀胱温などをモニターしていても, 末梢温をモニターしていない場合, 触診で【❾四肢（手足）, 前額部】を触れ, 温度を感じることで中枢－末梢温度較差を認識することができる.

5) 生体情報モニターから発せられる【❿アラーム, ノイズ, サイレン】音や心拍同期音, パルスオキシメータの数値の変化によって起きる【⓫アラーム, ノイズ, トーン】の変化を聞き取ることも重要である.

6) 生体情報モニターの脈拍や血圧が異常値を示した場合, 脈の【⓬触診, 視診】を併せて行うことにより, 真偽を確かめることができる.

■ 脈拍と血圧の関係

脈拍と血圧の関係に関して, 当てはまる語句を選択肢から1つまたは複数選びなさい.

1) 血圧が上昇／脈拍も上昇したときには, 【❶交感神経刺激, 痛み刺激】による反応と考えられ, 原因としては【❷痛み刺激, α・β刺激薬, 低酸素血症, 高二酸化炭素血症】などを考える.

2) 血圧が低下／脈拍が上昇したときには, 【❸出血, 血管内脱水, ショック】のような病態を考える.

3) 脈拍が低下／血圧が低下した場合には，【❹迷走神経反射，伝導障害，深麻酔や麻酔の効果】などが考えられる．

4) 血圧が上昇／脈拍が低下した場合には，【❺血管収縮薬の効果，脳圧の過剰上昇】が考えられる．

■ 血圧計のマンシェット

血圧計のマンシェットに関して当てはまる語句を選択肢から1つ選びなさい．
【　　　】が空欄である場合は当てはまる語句を書きなさい．

1) 血圧計の成人上腕用のマンシェットの幅は【❶10，13，15，18】cmである．

2) マンシェットを巻く部分（上腕の直径）の【❷0.5，1.5，2】倍の幅が適正マンシェットである．

3) マンシェット幅が，適正サイズより細いものを使った場合は，実際より血圧は【❸高く，低く】測定され，幅の広いものを使った場合は，実際より血圧は【❹高く，低く】測定されるためマンシェット幅には注意が必要である．

4) マンシェットをきつく巻いた場合は，実際より血圧は【❺高く，低く】測定され，ゆるく巻いた場合は，実際より血圧は【❻高く，低く】測定されるため，巻き方にも注意が必要である．

5) 【❼9，12，15】歳以上は成人用のものを使用するが，年齢は目安であり実際には，測定部位の【❽半径，直径，周囲径】の【❾0.5，1.5，2】倍を使用する．

■ 生命の安全と麻酔効果を判断するモニター

生命の安全を判断するモニターは「生命」を，「麻酔効果」を判断するモニターは麻酔効果を選択しなさい．

❶心電図　　　　　　　　　【生命，麻酔効果】
❷パルスオキシメータ　　　【生命，麻酔効果】
❸カプノメータ　　　　　　【生命，麻酔効果】
❹自動血圧計　　　　　　　【生命，麻酔効果】
❺観血的動脈圧測定　　　　【生命，麻酔効果】
❻脳波モニター　　　　　　【生命，麻酔効果】

❼麻酔ガスモニター　　　　【生命，麻酔効果】
❽筋弛緩モニター　　　　　【生命，麻酔効果】
❾スワンガンツモニター　　【生命，麻酔効果】
❿局所組織酸素飽和度　　　【生命，麻酔効果】
⓫体温モニター　　　　　　【生命，麻酔効果】

■ 脈拍触知

脈拍触知に関して当てはまる語句を選択肢から1つ選びなさい．

1) 心電図波形が表示されているにもかかわらず脈が触れない場合は【❶心停止，徐脈，アーチファクト】とみなして，【❷血圧測定，心肺蘇生，心電図モニターの再検】が必要である．これを，【❸VT，af，PEA】と呼ぶ．

2) 全身麻酔中は持続的に脈拍をモニターする必要があり，生体情報モニターの【❹動脈波形，心電図の同期音】や【❺SpO₂の脈波波形，心電図の同期音】，聴診器による【❻心音，呼吸音】，【❼動脈，静脈】の触診のいずれかで確認する必要がある．

3) 心電図のRR間隔により得られたものをHR【❽心拍数，脈拍数】と呼び，脈波波形の間隔から求めたものをPR【❾心拍数，脈拍数】と呼び，区別して用いる．

4) 脈拍が【❿整，不整】でなければ，脈拍数と心拍数は一致する．

6日目

全身麻酔関連薬剤・これだけは！
筋弛緩薬ロクロニウムと回復薬スガマデクス

学習目標

● 全身麻酔でよく使用される筋弛緩薬の特徴，副作用，使用量について理解する
● 筋弛緩薬使用の目的について理解する
● 手術終了時の残存筋弛緩効果の拮抗について理解する

参照▶巻頭付録①，『麻酔科研修チェックノート 改訂第7版』第6章-1

✓ 学習のチェックポイント

☐ 全身麻酔の導入（MEMO②，➡1日目），維持（➡2日目）において，以下の目的で**筋弛緩薬ロクロニウム**（エスラックス®など）が使用される．

☐ 筋弛緩薬の使用目的：

①気管挿管の容易化：気管挿管時（➡10日目）に口腔，咽頭，喉頭の筋肉を弛緩，声門を開大させて，開口，舌の圧排，チューブの声門・気管への挿入といった挿管操作を容易にする．

②体動防止：手術中，突然の体動やバッキング（咳様反射）は手術操作の妨げになり，また危険であるため，防止する必要がある．

③手術操作の容易化：手術部位（特に腹部）の筋肉を弛緩させて，腹腔内の手術をしやすくする．

☐ ロクロニウムはバイアル（V）に入った液体の薬で，一般的な濃度は<u>10 mg /mL</u>である（図1）．

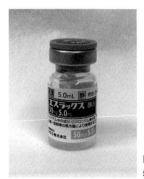

図1　ロクロニウム（エスラックス®）
50 mg/5 mL/1 V（濃度：10 mg /mL）

- [ ] ロクロニウムは点滴回路から静脈内に投与され，心臓を経て全身に運ばれて，骨格筋にある**神経筋接合部**（➡16日目）に作用する．
- [ ] 麻酔導入時の**初回使用量**として，0.6〜0.9 mg/kg 静注する．
  - 例：体重50 kgの成人患者に，0.6 mg/kg，つまり30 mg（3 mL）静注する．
  - 体重60 kgの患者には，40 mg（4 mL），80 kgでは50 mg（5 mL）のように，区切りよく1 mLごとに静注されることが多い．
- [ ] 筋弛緩効果の維持が必要な手術（MEMO①）では，ロクロニウムは追加静注される（➡2日目の図1）．**追加使用量**としては，0.1〜0.2 mg/kgを30〜60分ごとに静注する（**筋弛緩モニター**観察下に調節，➡16日目）．
  - 例：体重50 kgの成人患者に，ロクロニウム（エスラックス®）を0.2 mg/kg，つまり10 mg（1 mL）を30〜60分ごとに静注する．
- [ ] 筋弛緩薬ロクロニウムは，作用時間（概ね40〜60分）が経過すれば効果が減少し筋力はある程度自然に回復するが，個人差が大きい．手術終了後，麻酔からの覚醒時に，ロクロニウムの効果が残存すると，上気道閉塞，自発呼吸不十分，また体が動かせないという危険な状態になる（**残存筋弛緩**状態）．
- [ ] この危険な残存筋弛緩状態を拮抗（回復）するために，麻酔覚醒時に必要に応じて筋弛緩薬の**拮抗薬（回復薬）スガマデクス**（ブリディオン®）が使用される．スガマデクスは血液中のロクロニウムを包接（包み込むように結合）して，その作用を拮抗する．
- [ ] スガマデクスの効果は強力で，投与により呼吸筋，上気道保持筋肉，全身の筋力は速やかに回復する．
- [ ] スガマデクスは液体の薬で，200 mg／2 mL／1 Vが代表的である（図2）．濃度は100 mg／mLである．

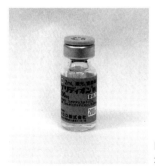

図2　スガマデクス（ブリディオン®）
200 mg／2 mL／1 V（濃度：100 mg／mL）

☐ 手術終了時，**筋弛緩モニター**（➡16日目）を使用して，ロクロニウムの筋弛緩効果がどの程度残っているか，つまり残存筋弛緩の程度を評価する．その程度により，拮抗薬スガマデクスの投与量を調節する必要がある．筋弛緩効果が強く残存する場合，より多くの拮抗薬が必要である．

☐ 筋弛緩効果から回復している状態（TOF比≧90〜100%，➡16日目）：スガマデクス投与不要．

☐ **浅い**（弱い）筋弛緩状態（TOFカウント≧2，➡16日目）：スガマデクス2mg/kg静注．

- 例：体重50kgの成人患者に，2mg/kg，つまり100mg（1mL）を静注．

☐ **深い**（強い）筋弛緩状態（PTC=1, 2, ➡16日目）：スガマデクス4mg/kg静注．

- 例：体重50kgの成人患者に，4mg/kg，つまり200mg（2mL）を静注．

MEMO▶①筋弛緩薬の追加投与

初回投与後も継続して筋弛緩効果の維持（筋弛緩薬の追加投与）が必要な手術（多くの腹腔内手術，胸腔内手術，顕微鏡使用の手術など）と，不必要な手術（耳鼻科の手術，四肢の比較的小さな手術など）がある．不必要な手術では，ロクロニウムは通常初回のみ使用される．

MEMO▶②麻酔導入方法の種類

麻酔導入方法には，以下の種類がある．

急速導入：静脈麻酔薬（およびオピオイド，筋弛緩薬）の静注により麻酔を導入する方法（➡1日目）．最も一般的である．

緩徐導入：麻酔マスクから吸入麻酔薬（➡2日目）を吸入させて麻酔を導入する方法．点滴ラインの無い（点滴注射を嫌がる）小児でよく行われる．導入後に点滴を確保する．

迅速導入（RSI：rapid sequence induction）：緊急手術時など，誤嚥の危険が高い場合に行われる．より早く麻酔を導入し，より早く気管挿管を行い，誤嚥から気道を保護するための導入方法．ロクロニウムを早く作用させるため，比較的大量（0.9〜1mg/kg）に投与する．胃にガスを送付しないように，通常はマスク換気を行わない．**輪状軟骨圧迫**操作を行い食道を閉鎖して，胃内容逆流を防止する．

意識下挿管：気道確保困難症例，誤嚥の危険が高い場合，高度循環動態不安定時に行われる．意識下に（通常軽度鎮静を，ときに気道の局所麻酔を併用），気道と自発呼吸を維持したまま気管挿管を行い，挿管完了後に麻酔を導入する．

筋弛緩薬ロクロニウムは，全身麻酔中よく使用される薬剤である．ロクロニウムおよびその拮抗薬であるスガマデクスの特徴，使用方法，副作用などについて記載した下記の文章について，当てはまる語句を選択肢から1つ選びなさい．

■ ロクロニウム

1) ロクロニウムは，【❶骨格筋，平滑筋】の【❷神経筋接合部，自律神経】に存在する【❸アセチルコリン，ノルアドレナリン】受容体に競合的に作用し，筋肉を【❹緊張，弛緩】させる．

2) 横隔膜に作用して，呼吸運動は【❺活性化，停止】する．

3) 喉頭筋群に作用して，声門は【❻開大，閉鎖】し，気管挿管の操作は概ね【❼容易，困難】となる．

4) 腹筋群を弛緩させて，開腹および腹腔鏡手術時の腹腔内の操作は【❽容易，困難】となる．

5) 作用発現は比較的【❾早く，遅く】，持続時間は比較的【❿短く，長く】，調節性が良い．

6) その作用は拮抗薬である【⓫スガマデクス，スキサメトニウム】により拮抗可能である．

7) 注入時の血管痛は【⓬強い，無い】．

8) アナフィラキシーの可能性は【⓭やや高い，無い】．

9) 静脈麻酔薬バルビツレート（ラボナール®，イソゾール®など）と混合すると，混濁【⓮する，しない】．

10) ロクロニウムは液体の薬で，50 mg /5 mL/1 V が代表的である．この場合，溶液の濃度は【⓯50，10】mg/mL である．

11) 麻酔導入時に通常成人に対して，0.6〜0.9 mg/kg 静注する（状況により適宜増減）．50 kgの成人に，0.6 mg/kg 使用するには，【⓰30，300】mg，すなわち【⓱3，30】mL 静注する．

12) 60 kg の成人に，0.6 mg/kg 使用するには，【❽ 36，360】mg，すなわち【❾ 3.6，36】mL 静注するが，実際には区切りよく【❿ 40，400】mg，すなわち【㉑ 4，40】mL 使用することが多い．

13) 手術中，筋弛緩効果を維持するためには，0.2 mg/kg ずつ追加静注する．体重 50 kg の成人患者には，【㉒ 10，100】mg，すなわち【㉓ 1，10】mL を静注する．

■ スガマデクス

1) 筋弛緩薬ロクロニウムの特異的拮抗薬であり，血液中のロクロニウムを【❶ 包接，競合】してその作用を拮抗する．

2) 値段は【❷ 高い，安い】．

3) アナフィラキシーの可能性は【❸ やや高い，ない】．

4) 拮抗の効果は【❹ 強く，弱く】，深い筋弛緩状態から拮抗【❺ できる，できない】．

5) 手術終了時，体重 50 kg の成人患者の残存筋弛緩が浅い状態であった場合は，スガマデクスを【❻ 1，2】mg/kg，すなわち【❼ 50，100】mg，【❽ 0.5，1.0】mL を静注する．

6) 手術終了時，体重 50 kg の成人患者の残存筋弛緩が深い状態であった場合は，スガマデクスを【❾ 2，4】mg/kg，すなわち【❿ 100，200】mg，【⓫ 1.0，2.0】mL を静注する．

7日目

麻酔関連薬剤・これだけは！
循環作動薬 エフェドリン，フェニレフリン，アトロピン

- 全身麻酔中，よく使用される循環作動薬の特徴，副作用，使用量について理解する
- 薬液の希釈について，倍という表現を理解する

参照 巻頭付録①，『麻酔科研修チェックノート 改訂第7版』第3章-10，第6章-3

✓ 学習のチェックポイント

☐ 麻酔薬は主に脳の活動に抑制的に働くが，その他心血管系，神経系活動にも少なからず抑制的に働く．心収縮力と自律神経活動は低下するため，麻酔中にはしばしば低血圧が発生する．それに対して，循環を維持するために，**昇圧薬であるエフェドリンとフェニレフリン**（ネオシネジン®）がよく使用される（図1，2）.

☐ **エフェドリンとフェニレフリンは単回注入**（ボーラスとも言う）可能な昇圧薬で，交感神経のアドレナリン受容体（α，β受容体）に作用して，血圧を上昇させる.

☐ アドレナリン受容体への作用：α1受容体に作用して血管収縮，β1受容体に作用して心拍数増加，心収縮力増強，β2受容体に作用して血管・気管平滑筋拡張の効果を現す（図3）.

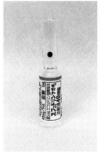

図1　エフェドリン
40 mg／1 mL／1A（原液濃度：40 mg／mL）

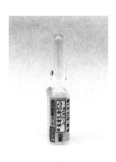

図2　フェニレフリン（ネオシネジン®）
1 mg／1 mL／1A（原液濃度：1 mg／mL）

- 麻酔中の軽度の低血圧に対して，通常成人ではエフェドリン4〜8 mg，フェニレフリン0.05〜0.1，0.2 mg程度静注する．両薬剤の一般的な剤型は図1，2の通りで，これら希釈前の**原液**の濃度は濃いため，両薬剤は原則希釈して使用される．

- **希釈**にはさまざまな表現がある．倍（2倍）希釈とは，ある薬液X mLに，生理食塩水などを同量（X mL）加えて，2倍に希釈することである（図4）．

- 10倍希釈とは，薬液の濃度を1/10にすることである．そのため薬液Y mLに，生理食塩液などを9倍量（9 × Y mL）加えて，10倍に希釈する．
  - 例：エフェドリン原液1 mLに生理食塩液を9 mL加え，全量を10 mLにして，10倍に希釈する．濃度は4 mg／mLとなる（図5）．
  - 例：フェニレフリン原液1 mLに生理食塩液を9 mL加え，全量を10 mLにして，10倍に希釈する．濃度は0.1 mg（100 μg）／mLとなる．

- オピオイドであるレミフェンタニル，フェンタニル（→**3日目**）を使用すると，徐脈がしばしば起こる．それに対して，抗コリン薬である**アトロピン**（図6）がよく使用される．

- 麻酔中の徐脈に対して，通常成人ではアトロピンを0.3〜0.5 mg静注する．

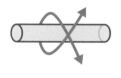

図3 **血管への α 作用と，心臓への β 作用**

図4 **めんつゆ（原液）に，水を加えて倍希釈**

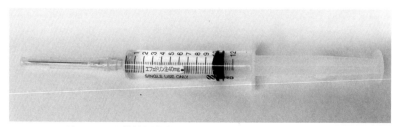

図5 **エフェドリンの10倍希釈溶液**
（濃度：4 mg／mL）

□ アトロピンは，気管挿管時の口腔内分泌物を減少させる目的で，0.2 ～ 0.25 mg 静注，または 1A 0.5 mg 筋注（手術室へ搬入前）される．

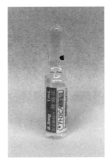

図6　アトロピン（アトロピン硫酸塩）
0.5 mg／1 mL／1A（濃度：0.5 mg／mL）

ドリル

麻酔中によく使用される循環作動薬，エフェドリン，フェニレフリン，アトロピンの使用方法，作用，特徴，副作用などについて記載した下記の文章について，当てはまる語句を選択肢から1つ選びなさい．

1) 交感神経系のアドレナリン受容体への作用のうち，α1受容体刺激作用により血管は【❶収縮，拡張】し，血圧は【❷上昇，低下】する．

2) β1受容体刺激作用で，心拍数は【❸増加，低下】，心収縮力は【❹増強，低下】し，血圧は【❺上昇，低下】する．

3) β2受容体刺激作用で，血管は【❻収縮，拡張】し，気管支は【❼収縮，拡張】する．

4) エフェドリンは，【❽αとβ受容体，α受容体のみ，β受容体のみ】に刺激作用をもつ．よって，エフェドリン投与により，心拍数は【❾上昇，低下】し，血圧は【❿上昇，低下】する．

5) エフェドリン原液は40 mg／1 mL／1Aで，これに生理食塩液を【⓫9，10】mL加えて，全量を10 mLに希釈して（10倍希釈）使用することが多い．この場合，溶液中のエフェドリン濃度は【⓬4，40】mg/mLとなる．

6) 麻酔中の軽度の低血圧に対して，通常成人にエフェドリンを4 mg投与するには，上記10倍希釈溶液を【⓭1，10】mL，8 mg投与するには10倍希釈溶液を【⓮2，20】mL，静注する．

7) エフェドリンの効果持続時間は【⓯ 10 ～ 15 分程度, 60 分程度】であるため, 反復投与が必要な場合がある.

8) <u>フェニレフリン</u>は, 【⓰ α と β 受容体, α 受容体のみ, β 受容体のみ】に刺激作用をもつ.

9) よってフェニレフリン投与により, 血圧は【⓱上昇, 低下】し, 心拍数は【⓲上昇, 不変か低下】する. 【⓳頻脈, 徐脈】を伴う低血圧時によく使用する昇圧薬である.

10) フェニレフリン原液は 1 mg / 1 mL / 1A で, これに生理食塩液を【⓴ 9, 10】mL 加えて, 全量を 10 mL に希釈して (10 倍希釈) 使用することが多い. この場合, 10 倍希釈溶液中の濃度は【㉑ 0.1, 1】mg/mL となる.

11) 麻酔中の軽度の低血圧に対して, 通常成人にフェニレフリンを 0.1 mg 投与するには, 上記 10 倍希釈溶液を【㉒ 1, 10】mL 投与する.

12) <u>アトロピン</u>は単回注入 (ボーラス) で使用する【㉓抗コリン, コリン】作用薬で, 心拍数を【㉔上昇, 減少】させる. 【㉕頻脈, 徐脈】の治療薬である.

13) アトロピンは口腔内の分泌物を【㉖増加, 減少】させる作用があり, 気管挿管操作を行う前に投与される場合がある.

14) アトロピンは, 【㉗緑内障, 白内障】患者への使用は, 原則禁忌である.

MEMO ▶ アドレナリンの希釈について

アドレナリンは CPR (心肺蘇生) に使用される代表的薬剤である. アドレナリン注射液 (ボスミン®, アドレナリン注 0.1 % シリンジ®) 原液 (1 mL / 1A) の濃度は, 1 mg/mL で 0.1 % である. 0.1 % は 1/1000 なので, これを 1000 倍 (溶液) と表現する.

アドレナリンはまた, 局所の出血を減少させる目的で (局所の血管収縮による), <u>かなり薄い濃度</u>に希釈して, 皮下や粘膜下への局所注入, または粘膜にガーゼで塗布される. その場合の濃度は <u>10 万倍, 20 万倍</u>と表現される.

薬液の希釈について，次の各問いに答えなさい．

❶ 注射用ボスミン®原液1A（1 mL，アドレナリン1 mg含有）を，生理食塩液 X mL で希釈して<u>アドレナリンの20万倍溶液</u>を作製するとき，X mL を答えなさい．

X = _____ mL

❷ 局所麻酔薬である「E入り1％キシロカイン®」は1％キシロカイン®中にアドレナリン（別名エピレナミン）が10万倍の濃度で混合されている．1V 20 mL に生理食塩液 X mL を加えてアドレナリンの20万倍溶液を作製するとき，X mL を答えなさい．

X = _____ mL

8日目

μg/kg/分（ガンマ）（γ）で薬剤を投与しよう

学習目標

● ある一定の濃度の薬液を，シリンジポンプを使用して，□μg/kg/分の速度で投与できる
● 学習時間に余裕がある人はチャレンジドリルに挑戦：シリンジポンプにより1mL/時間で注入したとき，0.1（または1）μg/kg/分となるように，薬液濃度を調節できる

参照 『麻酔科研修チェックノート 改訂第7版』第3章-1，第6章-3

✓ 学習のチェックポイント

☐ 麻酔でよく使用する静注薬には，1回注入（ボーラス注入）を行うものや，精密持続静注を行うものがある．

☐ 精密持続静注を行う薬の中には，シリンジポンプ（図1）を用いて，μg/kg/分という単位［1分間に患者体重1kgあたり□μg：いわゆるγ（ガンマ）］で持続静注を行うものがある．

☐ シリンジポンプは，通常1時間あたり○mL投与（○mL/時間）にセットするため，○mL/時間→□μg/kg/分という変換が必要になる．これには，以下の2種類の方法がある

・**方法①**：ある一定の濃度（△μg/mL）の薬液を「0.1（薬剤によっては1）μg/kg/分で投与する時，○mL/時間で注入するのか」を計算する．この投与量（○mL/時間）を基準にして，□μg/kg/分で投与するには，

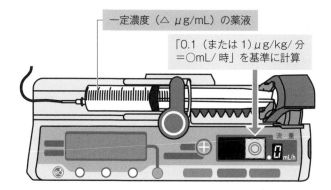

一定濃度（△μg/mL）の薬液

「0.1（または1）μg/kg/分＝○mL/時」を基準に計算

図1　方法①：0.1（または1）μg/kg/分を基準に投与量を計算

◎ mL/ 時間で注入するのか，を計算する（図1）.

- **方法②**：1 時間あたり 1 mL（1 mL/ 時間）で注入したとき，0.1（薬剤によっては1）μg/kg/ 分となるように，濃度を計算して薬液を希釈する（図2）.

☐ **レミフェンタニル**（アルチバ®, ➡3日目）は，<u>0.1〜0.5 μg/kg/ 分</u>の速度で，麻酔導入から手術終了まで精密持続静注される（手術侵襲，患者状態により適宜増減）. 通常，濃度が100 μg/ mL となるように溶解し，投与量を計算して注入する（方法①，図1）.

☐ 重要な昇圧薬である**ノルアドレナリン**（ノルアドレナリン®）は 1 mg/ 1 mL/1Aで，その使用量は<u>0.05〜0.5 μg/kg/ 分</u>である. 方法①（図1），方法②（図2），どちらも使用する.

☐ 重要な昇圧薬である**ドパミン**（イノバン®など）は，製剤により濃度はさまざまだが，<u>3〜10（ときに1〜20）μg/kg/ 分</u>で使用する. 方法①（図1），方法②（図2），どちらも使用する.

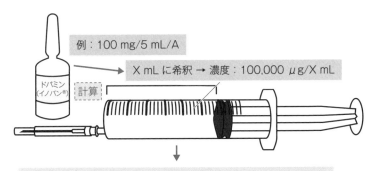

例：100 mg/5 mL/A

X mL に希釈 → 濃度：100,000 μg/X mL

計算

シリンジポンプで注入「1 mL/ 時間＝0.1（または 1）μg/kg/ 分」

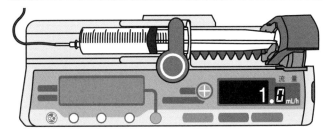

流量

1.0 mL/h

図2　方法②：「1 mL/ 時間 = 0.1(または 1) μg/kg/ 分」となるように薬液濃度を調節

レミフェンタニル（アルチバ®）は1バイアル（1V）2 mg，または5 mgの粉末である（➡3日目）．通常，2 mg製剤は生理食塩液20 mLに，5 mg製剤は生理食塩液50 mLに溶解して使用する．この場合，どちらもレミフェンタニルの濃度は100 μg/mLとなる．

体重50 kg，60 kg，またはX kgの患者に，0.1 μg/kg/分で投与するために，シリンジポンプで1時間あたり○ mL（○ mL/時間）で注入する，という方法を考える（図1）．空欄に当てはまる数字を書きなさい．

1) 体重50 kgの患者に，レミフェンタニルを0.1 μg/kg/分で投与する場合，1時間あたりの投与量は0.1 μg×50kg×60分＝【❶　　　　　】μgである．1 mLあたり100 μgの濃度では，【❷　　　　　】mL/時間で注入する．レミフェンタニルを0.2 μg/kg/分で投与する場合は，【❸　　　　　】mL/時間で注入する．

2) 体重60 kgの患者に，レミフェンタニルを0.1 μg/kg/分で投与する場合，1時間あたりの投与量は0.1 μg×60 kg×60分＝【❹　　　　　】μgである．1 mLあたり100 μgの濃度では，【❺　　　　　】mL/時間で注入する．レミフェンタニルを0.2 μg/kg/分で投与する場合は，【❻　　　　　】mL/時間で注入する．

3) 体重X kgの患者に，レミフェンタニルを0.1 μg/kg/分で投与する場合，1時間あたりの投与量は0.1 μg×X kg×60分＝【❼　　　　　】X μgである．1 mLあたり100 μgの濃度では，【❽　　　　　】X mL/時間で注入する．レミフェンタニルを0.2 μg/kg/分で投与する場合は，【❾　　　　　】X mL/時間で注入する．

重要な昇圧薬である<u>ノルアドレナリン（ノルアドレナリン®）は</u>1 mg/1 mL/Aで，その使用量は0.05〜0.5μg/kg/分である．ノルアドレナリン5A（5 mg/5 mL）に生理食塩液45 mLを加えて全量を50 mLに希釈するか，またはノルアドレナリン2A（2 mg/2 mL）に生理食塩液18 mLを加えて全量を20 mLに希釈して使用できる．いずれの場合も，濃度は<u>100μg/mL</u>となる．

体重50 kg，60 kg，またはX kgの患者に<u>0.1μg/kg/分</u>で投与するために，シリンジポンプで1時間あたり〇 mL（〇 mL/時間）で注入する，という方法を考える（図1）．空欄に当てはまる数字を書きなさい．

1) 体重50 kgの患者に，ノルアドレナリンを<u>0.1μg/kg/分</u>で投与する場合，1時間あたりの投与量は0.1μg×50kg×60分＝【❶　　　　　　】μgである．1 mLあたり100μgの濃度では，【❷　　　　　】mL/時間で注入する．ノルアドレナリンを<u>0.2μg/kg/分</u>で投与する場合は，【❸　　　　】mL/時間で注入する．

2) 体重60 kgの患者に，ノルアドレナリンを<u>0.1μg/kg/分</u>で投与する場合，1時間あたりの投与量は0.1μg×60 kg×60分＝【❹　　　　　】μgである．1 mLあたり100μgの濃度では，【❺　　　　】mL/時間で注入する．ノルアドレナリンを<u>0.2μg/kg/分</u>で投与する場合は，【❻　　　　　】mL/時間で注入する．

3) 体重X kgの患者に，ノルアドレナリンを<u>0.1μg/kg/分</u>で投与する場合，1時間あたりの投与量は0.1μg×X kg×60分＝【❼　　　　　】Xμgである．1 mLあたり100μgの濃度では，【❽　　　　】X mL/時間で注入する．ノルアドレナリンを<u>0.2μg/kg/分</u>で投与する場合は，【❾　　　　　】X mL/時間で注入する．

本問のノルアドレナリンの希釈方法では，その濃度はドリル①のレミフェンタニル（アルチバ®）の濃度と同じ<u>100μg/mL</u>であるため，投与量の計算はレミフェンタニル（アルチバ®）の場合と同様となる．

ドリル③

重要な昇圧薬である<u>ドパミン</u>には，0.3％（3 mg/mL＝3,000 μg/mL）のキット製剤があり（プレドパ®，カタボン®Hi，イノバン®シリンジなど），3〜10 μg/kg/分の範囲で使用する．ショック状態における初期使用量としては，<u>5 μg/kg/分</u>で投与する場合が多い．

体重50 kg，60 kg，X kgの患者に<u>5 μg/kg/分</u>で投与するために，シリンジポンプで1時間あたりY mL（Y mL／時間）注入する方法を考える（図1）．空欄に当てはまる数字を書きなさい．

1) 体重50 kgの患者に，ドパミンを<u>1 μg/kg/分</u>で投与する場合，1時間あたりの投与量は1 μg×50kg×60分＝【❶　　　　　】μgである．1 mLあたり3 mg（3,000 μg）の濃度では，【❷　　　　　】mL／時間で注入する．ドパミンをショック状態における初期使用量5 μg/kg/分で投与するには，【❸　　　　　】mL／時間で注入する．

2) 体重60 kgの患者に，ドパミンを<u>1 μg/kg/分</u>で投与する場合，1時間あたりの投与量は1 μg×60kg×60分＝【❹　　　　　】μgである．1 mLあたり3 mg（3,000 μg）の濃度では，【❺　　　　　】mL／時間で注入する．ドパミンをショック状態における初期使用量5 μg/kg/分で投与するには，【❻　　　　　】mL／時間で注入する．

3) 体重X kgの患者に，ドパミンを<u>1 μg/kg/分</u>で投与する場合，1時間あたりの投与量は1 μg×X kg×60分＝【❼　　　　　】X μgである．1 mLあたり3 mg（3,000 μg）の濃度では，【❽　　　　　】X mL／時間で注入する．ドパミンを，ショック状態における初期使用量5 μg/kg/分で投与するには，【❾　　　　　】X mL／時間で注入する．すなわち，0.3％のキット製剤では，体重×【❿　　　　　】mL／時間投与すれば，<u>5 μg/kg/分</u>で投与することになる．

チャレンジドリル

学習時間に余裕があれば，薬剤の投与方法について，下記の問いに答えなさい（方法②，図2）.

1) 重要な昇圧薬である<u>ドパミン</u>（イノバン®）は，100 mg/5 mL/Aで，その使用量は3〜10 μg/kg/分である. イノバン®（100 mg/5 mL/A）を，生理食塩液などで，全量X mLに希釈すれば，シリンジポンプで1時間あたり1 mL（1 mL/時間）注入したとき，<u>1 μg/kg/分</u>で注入できる（図2）. 患者の体重が，50，55，60 kg，Y kgの場合の，希釈後の総量X mLを<u>整数（小数第1位を四捨五入）</u>で答えなさい.

   ❶ 50 kg患者　X =＿＿＿＿＿＿＿＿mL

   ❷ 55 kg患者　X =＿＿＿＿＿＿＿＿mL

   ❸ 60 kg患者　X =＿＿＿＿＿＿＿＿mL

   ❹ Y kg患者　　X =＿＿＿＿＿＿＿＿mL

2) 重要な昇圧薬である<u>ノルアドレナリン</u>（ノルアドレナリン®）は，1 mg/1 mL/Aで，その使用量は0.05〜0.5 μg/kg/分である. ノルアドレナリン（1 mg/1 mL/A）を10 A：10 mg（10 mL）集めて，生理食塩液などで全量X mLに希釈すれば，シリンジポンプで1時間あたり1 mL（1 mL/時間）注入したとき，<u>0.1 μg/kg/分</u>で注入できる（図2）. 患者の体重が，50，55，60 kg，Y kgの場合の，希釈後の総量X mLを<u>整数（小数第1位を四捨五入）</u>で答えなさい.

   ❺ 50 kg患者　X =＿＿＿＿＿＿＿＿mL

   ❻ 55 kg患者　X =＿＿＿＿＿＿＿＿mL

   ❼ 60 kg患者　X =＿＿＿＿＿＿＿＿mL

   ❽ Y kg患者　　X =＿＿＿＿＿＿＿＿mL

9 日目 術中輸液と輸血

学習目標

- 術中輸液の目的・種類・投与量と輸液分布を理解する
- 術中のイン・アウトについて理解する
- 輸血の目標，必要投与量について理解する

『麻酔科研修チェックノート 改訂第7版』第3章-11，12

✔ 学習のチェックポイント

Ⓐ 術中輸液の基礎

- ☐ 術中輸液の目的は，①適正な酸素供給，②正常な血清電解質・血糖の維持である．

- ☐ 適正な酸素供給とは，心拍出量と酸素化の保持を意味する．心拍出量を保持するためには，循環血液量の保持が大切であり，輸液のイン・アウトバランスを重要視する．**血管内容量**を適正に保つことが大切であるが，肺での酸素化を妨げないことや心臓のポンプ機能に悪影響を及ぼすほど過剰輸液とならないように輸液の種類と投与量を適宜調節する．

- ☐ 術中輸液でよく使われるのは，細胞外液補充剤および人工膠質輸液（HES製剤）である．細胞外液補充剤には，**重炭酸リンゲル液（ビカーボン®，ビカネイト®），酢酸リンゲル液（ヴィーン®F，ソルアセト®F，フィジオ®140など），乳酸リンゲル液（ラクテック®など）**がある．**HES製剤**には，ボルベン®，ヘスパンダー®，サリンヘス®などがある．フィジオ®140およびヘスパンダー®には1%のブドウ糖が添加されている．

- ☐ 輸液分布範囲は，血管内，間質（組織間），細胞内であり，それぞれ体液の5%，15%，40%を占める．

- ☐ 細胞外液補充剤は，血管内に1/4，間質に3/4の割合で分布するため，500mLの輸液では血管内に125mLとどまる．

- ☐ HES製剤（代用血漿剤）は，ほぼ100%血管内に残るとみなされる．しかし，血管内に残存しやすいが血液希釈が生じやすく，貧血に注意する．

- ☐ 術中のイン・アウトは，①術前からの欠乏量（絶飲食による脱水），②術中の維持輸液量，血管内液代償（麻酔による血管拡張分），③術中不感蒸泄，

④サードスペース，⑤術中喪失量（出血，尿量，腹水など）を考え合わせて決定する．

□ 病棟での維持輸液量の決定は4-2-1ルールを用いると容易であるが，術中の輸液量は，4-2-1ルールだけでは決まらない．

□ 輸液の評価は，古典的な評価法である，末梢静脈の拡張具合，脈拍や血圧の変動，時間尿量や動脈ライン（SpO₂）波形，中心静脈圧（CVP）やスワンガンツカテーテルからの肺動脈圧（PAP），肺動脈楔入圧（PCWP）をはじめ，イン・アウトバランス，動脈圧波形の呼吸性変動（SVV，SPV，PPVなど）を指標に総合的に行う．

Ⓑ 赤血球濃厚液（RBC）

□ RBC輸血の目的は，ヘモグロビン濃度を上昇させ，組織への酸素運搬を改善することである．

□ RBC輸血による予測Hb上昇値．

> 予測Hb上昇値（g/dL）＝投与Hb量（g）/循環血液量

□ 循環血液量は約70mL/kg，循環血漿量は約40mL/kg．

□ 400mL献血由来の赤血球濃厚液（RBC）280mL（2単位）中のヘモグロビン濃度．

> ヘモグロビン濃度　Hb＝約19g/dL

Ⓒ 新鮮凍結血漿（FFP）

□ FFP輸血の適応は，凝固因子不足による凝固異常である．

□ 大量出血に対しての大量輸血時には，凝固因子の投与が必要である．

□ 生理的な止血効果は，凝固因子活性値*が**正常値の20〜30%**あれば良い．
　　＊必要活性値は凝固因子の種類により異なり，おおむね5〜40%程度である．
　　　V因子，Ⅷ因子が最も不安定であり，これらが正常値の20〜30%維持できるのを目標にする．

□ FFPの血中回収率（血管内残存量）は凝固因子の種類により異なり，50〜100%である．

Ⓓ 濃厚血小板液（PC）

- ☐ PC投与の目的は，血小板数の増加により，出血傾向を改善することである．
- ☐ **血小板数**は，大手術では5万個/μL以上，小手術では，3万個/μL以上必要である．
- ☐ **濃厚血小板液（PC）** 10単位中には 2.0×10^{11} 個以上の血小板を含有する．
- ☐ **血小板輸血**直後の予測血小板増加数：

> 予測血小板増加数（個/μL）＝
> [輸血血小板総数/（循環血液量（mL）× 10³)] × 2/3
> （1/3は脾臓に捕捉される）

Ⓔ 血液製剤のラベル

- ☐ 上記血液製剤（RBC，FFP，PC）には，血液型に応じてラベルが色分けされている．ラベルの色は**A型は黄色，B型は白色，O型は青色，AB型は赤色**である．

Ⓕ アルブミン製剤

- ☐ アルブミン製剤である赤十字アルブミン20%/50mLには10gのアルブミンを含有する．
- ☐ アルブミン製剤投与の目的は，血漿膠質浸透圧維持による，①循環血液量を確保と，②重症浮腫の治療（細胞外間質から血管内へ水分を移動）である．
- ☐ アルブミンの必要投与量は，血管内回収率*を4/10（40％）とすると：

> 必要投与量（g）＝期待上昇濃度（g/dL）×循環血漿量（dL）×2.5

＊血管内回収率：投与したアルブミンのうち，血中にとどまるアルブミンの割合．通常約40％程度．残りは血管外へ漏出する．血中に残存するアルブミンのみが，血漿膠質浸透圧維持効果をもつ．

ドリル①

■ 術中輸液

術中輸液の目的について【　　】に当てはまる語句を書きなさい．選択肢がある場合は，選択して答えなさい．

1) 術中輸液の目的は，適正な酸素供給「【❶　　　　　　】と【❷　　　　　　　】の保持」および正常な血清電解質・【❸　　　　　　　】の維持である．

2) 適正な酸素供給のためには，輸液の【❹　　　　　　　】バランスが重要である．

3) 心拍出量を保つには，【❺血管内，細胞外，組織間】容量の保持，肺での【❻　　　　　　】を妨げないことや心臓の【❼　　　　　　】機能に悪影響を及ぼすほどの【❽過剰，過少】輸液とならないよう輸液の種類と【❾　　　　　　】を適宜調節する．

4) 輸液は，【❿　　　　　　】，【⓫　　　　　　】，【⓬　　　　　　】に分布する．

5) 細胞外液補充剤は，【⓭　　　　　　】に投与量の3/4，【⓮　　　　　　】に投与量の1/4が分布する．

6) 代用血漿剤は，血管内にほぼ【⓯　　　　　　】％残存すると考えられるが，【⓰血液濃縮，血液希釈】が生じやすく，【⓱　　　　　　】になりやすいため注意を要する．

■ 輸液の分類名と一般名

輸液剤に対応する輸液の分類名または一般名を語群から選んで答えなさい.

❶ 生理食塩水, 乳酸リンゲル液, 酢酸リンゲル液, 重炭酸リンゲル液

_____

❷ ソリタ®-T3, ソルデム®3A

_____

❸ ソリタ®T1

_____

❹ ボルベン®, サリンヘス®, ヘスパンダー®

_____

❺ フィジオ®140

_____

❻ ビカーボン®, ビカネイト®

_____

❼ ヴィーン®F, ソルアセト®F

_____

❽ ラクテック®, ハルトマン

_____

> **語群** 代用血漿剤, 維持液 (3号液), 開始液 (1号液), 細胞外液補充剤, 乳酸リンゲル液, 酢酸リンゲル液, 1%ブドウ糖加酢酸リンゲル液, 重炭酸リンゲル液

■ 術中輸液量の計算

術中の輸液量の計算に関して当てはまる語句を, 選択肢から1つ選んで答えなさい.
【　　　】が空欄である場合は, 当てはまる語句を書きなさい.

1) 術中輸液を考えるには, A) 術前からの【❶維持量, 欠乏量】と術中【❷維持量, 欠乏量】, B)【❸細胞外液, 血管内液】代償, C) 術中【❹不感蒸泄量, 喪失量】, D)【❺サード, セカンド】スペースへの移行量, E) 術中【❻不感蒸泄量, 喪失量】:「出血量」,【❼「　　　　　　　」】,【❽「　　　　　　　」】を考える.

2) 術中の輸液評価は,【❾末梢動脈, 末梢静脈】の拡張具合, 血圧や脈拍の変動, 時間【❿出血量, 尿量】, 動脈ラインやSpO₂の【⓫数値, 波形】, 中心静脈圧やPAPおよび【⓬PCWP, CVP】,【⓭イン・アウト, ポンプ】バランス,【⓮動脈, 静脈】圧波形の【⓯呼吸, 呼気, 吸気】性変動を指標に総合的に行う.

3) 維持輸液量は，【⓰ 4-2-1，3-3-9，9-9-9】ルールを用いると容易である．

■ 術前欠乏量と維持輸液量
次の患者の術前欠乏量と維持輸液量を計算しなさい．

❶ 術前の絶飲食が12時間で，体重が65kgの患者の術前欠乏量（mL）．

答え＿＿＿＿＿＿＿＿＿＿（mL）

❷ 術前の絶飲食が8時間で，体重が45kgの患者の1時間あたりの維持輸液量（mL／時）．

答え＿＿＿＿＿＿＿＿＿＿（mL／時）

❸ 術前の絶飲食が4時間で，体重が5kgの患者の1時間あたりの維持輸液量（mL／時）．

答え＿＿＿＿＿＿＿＿＿＿（mL／時）

❹ 術前の絶飲食が12時間で，手術室入室後5時間経過時の体重が80kgの患者の術前欠乏量（mL）と術中維持量（mL）の合計．

答え＿＿＿＿＿＿＿＿＿＿（mL）

❺ 術前の絶飲食が6時間で，手術室入室後3時間経過時の体重が18kgの患者の術前欠乏量（mL）と術中維持量（mL）の合計．

答え＿＿＿＿＿＿＿＿＿＿（mL）

輸血について，下記の❶〜❺の問いに答えなさい.

❶ 体重60kgの男性，術前Hb＝14g/dLであった．手術中に2,100mLの出血があり，輸液で対処した．十分な輸液を行い，循環血液量に不足はないと仮定したとき，現在の予測Hb濃度はいくらか？

答え＿＿＿＿＿＿＿＿＿＿

❷ 体重60kgの成人に，Hb＝19g/dLの赤血球濃厚液（RBC）を2単位（＝400mL由来のRBC 280mL）を輸血したとき，Hb値は何g/dL上昇すると考えられるか（循環血液量＝70mL/kgとする）.

答え＿＿＿＿＿＿＿＿＿＿

❸ 体重60kgの成人において，大量輸血時の希釈性凝固障害時に，凝固因子の血中レベルを30％上昇させるのに必要な新鮮凍結血漿（FFP）の量を求めなさい〔FFPの血中回収率（血管内残存量）100％とする〕．循環血漿量は約40mL/kgとする.

答え＿＿＿＿＿＿＿＿＿＿

❹ 体重60kgの成人において，血小板10単位を輸血した時の予測血小板増加数を求めよ.

答え＿＿＿＿＿＿＿＿＿＿

❺ 体重60kgの成人において，アルブミン濃度＝2g/dLのとき3g/dLまで上昇させるには，赤十字アルブミン（20％/50mL）が何本投与が必要か．循環血漿量は約40mL/kg，投与アルブミンの血管内回収率は4/10（40％）として計算せよ（通常この投与量を2〜3日で投与する）.

答え＿＿＿＿＿＿＿＿＿＿

10日目 気管挿管と気道管理を習得しよう

学習目標

● 気管挿管，気道管理のために，気道関連の解剖学的用語を習得する
● 気管挿管，気道管理に用いる器具の知識を習得する
● 気管挿管手技の手順，気管チューブの位置異常，気管挿管の確認について習得する

参照 『麻酔科研修チェックノート 改訂第7版』第5章-2

✓ 学習のチェックポイント

Ⓐ 上気道閉塞と気道管理，気道確保

☐ 全身麻酔や鎮静により意識消失が起こると，上気道を支持する筋肉（口腔・咽頭・喉頭筋群）の緊張が低下して，**上気道閉塞**が起こる．上気道を開通した状態に保つために**気道管理**が必要になる．

☐ 気道管理の究極の目的は，①**酸素化の確保**，②**換気**（酸塩基平衡）の維持である．

☐ **気道管理**には，A：気道開通の監視，B：軽度部分上気道閉塞の管理（自発呼吸中），C：高度・完全上気道閉塞に対する**気道確保**，D：気道の清浄化，E：気道の保護，F：抜管，G：特殊な管理，がある（➡p.70の文献1）．

☐ **気道確保の4本柱**は，①**用手的気道確保**［頭部後屈・あご先（頤：おとがい）挙上法，下顎挙上法］と**バッグマスク換気**（経口・経鼻エアウェイ挿入を含む），②**気管挿管**（図1），③**声門上器具**（i-gel，ラリンジアルマスクなど），④**外科的気道確保**（輪状甲状靱帯穿刺，気管切開）である（➡文献1）．

☐ 全身麻酔中は，気管挿管による上気道確保および陽圧換気（人工呼吸）の施行が一般的である．声門上器具による気道確保も普及している．局所麻酔の場合は自発呼吸管理であるが，鎮静薬使用時は気道の監視，軽度部分気道閉塞の管理は必要である．

☐ **気道確保困難症例**（バッグマスク換気困難，気管挿管困難）が存在し，安易な麻酔導入は致命的となり得る．困難症例を評価（予測）し，さまざまな戦略を検討する（➡文献1）．

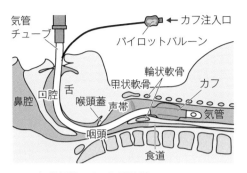

図1　気管挿管による気道確保

(「見える！できる！気管挿管」, p.23, 羊土社, 2019より引用)

Ⓑ 気管挿管

☐ 気管挿管の**適応**は, ①上気道開通の確保（気道確保）, ②陽圧換気（人工呼吸）の実施, ③気道の保護, ④気管, 気管支内の吸引による清浄化, ⑤予防的挿管である.

☐ 気管挿管のために, **解剖学的用語**（鼻腔, 口腔, 口蓋, 口蓋垂, 舌, 舌根, 上・中・下咽頭, 喉頭, 喉頭蓋, 喉頭蓋谷, 披裂軟骨, 声帯, 声門）を確認する（図1, 3）.

☐ 気管挿管に用いる**喉頭鏡, 気管チューブ, スタイレット**などの**器具**の知識, 準備を習得する.

☐ **マッキントッシュ喉頭鏡**（図2A）は, 気管挿管の補助具として長い間主役を務めてきたが, その使用に熟練を要する. 最近, 初心者もより容易に気管挿管が行える**ビデオ喉頭鏡**が急速に普及してきた. **McGrath®MAC**（**マックグラス**, 図2B）, **エアウェイスコープ**は日本に普及している代表的なビデオ喉頭鏡である.

☐ **経口気管挿管の手順**（➡文献1）：適切な頭位保持（スニッフィング・ポジション）→ 前酸素化 → 開口 → 喉頭鏡による喉頭展開 → 気管チューブの気管内への挿入 → 気管挿管の確認 → 気管チューブの固定, 人工呼吸器への装着.

Ⓒ 気管挿管の確認と気管チューブの位置異常

☐ 気管チューブの**位置異常**には, ①**食道挿管**, ②**気管支内挿管**（**片肺挿管**）, ③チューブ挿入不十分（カフが声門に位置する）がある. 常に鑑別する必要がある.

☐ **気管挿管の確認**とは，気管チューブが正しく<u>気管</u>に挿管されている（食道挿管，気管支内挿管ではない！）ことを確認することである．その方法には，**身体診察による確認方法**［①チューブの声門通過の直視，②胸部の視診，③聴診（5点聴診法）］と，**特別な器具を用いた確認方法**［①カプノメータ，②ファイバースコープの使用など］がある．

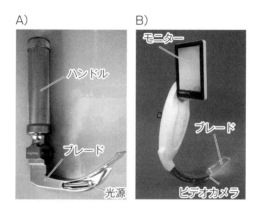

図2　マッキントッシュ喉頭鏡（A）と
　　　マックグラス喉頭鏡（B）

（「見える！できる！気管挿管」，p.40，羊土社，2019より引用）

ドリル①

成人の気管挿管に使用する標準型気管チューブ，喉頭鏡について記載した下記の文章について，当てはまる語句を選択肢から1つ選びなさい.

1） 気管チューブ先端外側部分には，【❶マスク，カフ】が付いており，これに【❷カフ注入口，パイロットバルーン】から空気を注入して，適度に膨らませる.

2） 気管チューブのサイズは，通常【❸内径，外径】をmm単位で表わす. 一般成人女性には【❹5.0～6.0，7.0～8.0】mm，男性には【❺6.0～7.0，7.5～8.5】mmのチューブが使用される.

3） マッキントッシュ喉頭鏡およびマックグラス喉頭鏡（図2）のブレードのサイズは，一般成人では，【❻2，3】を使用する.

ドリル②

図3は，気管挿管時に，喉頭鏡で観察した喉頭の様子である. ❶～❼に適する解剖学的用語を，語群から選び，記入しなさい.

❺（　　　　　　　　）

❶（　　　　　　　　）

❷（　　　　　　　　）

❸（　　　　　　　　）

❹（　　　　　　　　）

❻（　　　　　　　　）

❼（　　　　　　　　）

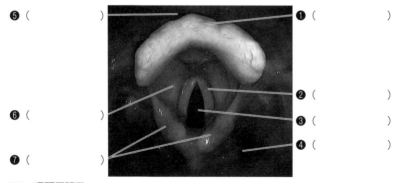

図3　喉頭展開図
（「見える！できる！気管挿管」，p.136，羊土社，2019より引用）

> **語群** 梨状陥凹，仮声帯（前庭ヒダ），声帯，披裂軟骨部，喉頭蓋，声門，喉頭蓋谷

ドリル③

ビデオ喉頭鏡（マックグラス），マッキントッシュ喉頭鏡を使用した気管挿管について，一般的な方法・手順に関する以下の文章の空欄に当てはまる語句を，語群から選択しなさい．語群には使用しない語句も含まれている．

> **語群** 陽圧換気（人工呼吸），下顎挙上，クロスフィンガー，頭部後屈，あご先挙上，屈曲（前屈），伸展（後屈），スニッフィング・ポジション，前酸素化，喉頭展開，左，右，喉頭蓋谷，喉頭蓋，歯牙，舌，気管，気管粘膜，100，50，2，3〜8，16〜18，20〜22，21〜23，20〜25，リーク（漏れ），吸気，呼気，酸素，二酸化炭素，カフ圧計，マスク，スタイレット，パイロットバルーン，バイトブロック，気管チューブ

■ 気管挿管直前操作

1) 気管挿管時の<u>患者頭位</u>は，臭いを嗅ぐ姿勢：【❶　　　　　　　】が適している．このためにやや高めの枕を使用し，頸部（下位頸椎）を【❷　　　　　】，頭部（後頭骨‐環軸関節）を【❸　　　　　】させる．

2) 気管挿管操作中の患者は無呼吸である．その間の低酸素血症を予防するために，麻酔導入前に麻酔用マスクから【❹　　　　　】％の酸素を3〜5分間吸入させる．これを【❺　　　　】と言う．

3) 全身麻酔導入後，患者は就眠し呼吸は停止するため，<u>バッグマスク換気</u>を行う．左手で用手的気道確保と麻酔用マスクを保持し，右手で麻酔バッグを押して【❻　　　　　　　　　　】を行う．左手で行う用手的気道確保には，【❼　　　　　　】，【❽　　　　　　】，【❾　　　　　】といった方法があり，適宜組み合わせて行う．

喉頭鏡操作

1) 気管挿管の第一ステップである<u>十分な開口</u>を行うには，【❶　　　　　　　】法を用いる．

2) 開口後，ビデオ喉頭鏡（マックグラス）またはマッキントッシュ喉頭鏡のブレードを口腔内へと挿入する．喉頭鏡操作の目的は，<u>喉頭・声門部の観察</u>と，気管チューブ挿入のためのスペースをつくることである．そのためにブレードを口腔内やや右側に挿入し，舌を口腔の【❷　　　　　　　】側に圧排し，右側にスペースをつくる．喉頭の重要な目印である<u>喉頭蓋</u>を必ず観察する．

3) 喉頭鏡により喉頭全体，および声門を観察することを【❸　　　　　　　】（図3）と言う．ビデオ喉頭鏡ではブレード先端のカメラを通してモニタ画面上で，マッキントッシュ喉頭鏡では口腔内から直視下に，喉頭を観察する．

4) そのためにはブレード先端を【❹　　　　　　　】（舌根部と喉頭蓋の間）へと進め，舌根部を持ち上げ，<u>間接的に</u>【❺　　　　　　　】を挙上し，喉頭を観察する．このときブレードで【❻　　　　　　　】を損傷しないように注意する．

気管チューブ挿入

1) 喉頭展開により声門を観察できたら，スタイレットを入れ適度に湾曲させて準備した気管チューブを口腔内の【❶　　　　　　　】側から咽頭，喉頭入口部，声門へと進める．チューブ先端が声門を1〜2cm通過したとき，助手にチューブ内の【❷　　　　　　　】を抜去してもらう．【❷　　　　　　　】を挿入したまま気管奥までチューブを進めると，喉頭や気管の損傷につながるので注意する．

2) <u>気管挿管</u>：その後さらにチューブを気管内へと進め，カフ全体が声門を通過してから【❸　　　　　　　】cm程度進めて，留置する．標準的な気管チューブの挿入長（深さ，チューブ先端から上顎前歯までの距離）は，成人男性で【❹　　　　　　　】cm，成人女性で【❺　　　　　　　】cmである．

■ 挿管後操作

1) 気管挿管後，喉頭鏡ブレードを抜去し，チューブを呼吸回路に接続して，換気を再開する．同時にカフ注入口からシリンジまたは【❶　　　　　　】を用いて，チューブのカフに空気を注入する．カフを適度に膨らませてチューブと【❷　　　　　　】壁との間隙を密閉する．注入量が少ないと陽圧換気中に酸素（空気）の【❸　　　　　　】を生じ，過量に空気を注入すると，【❹　　　　　　】の損傷を起こす．カフ注入量は通常成人で【❺　　　　　　】mL 程度で，至適カフ圧は【❻　　　　　　】cmH_2O である．上下歯列間には【❼　　　　　　】を挿入し，チューブを噛まれないように保護する．

2) 気管チューブが確実に気管内の正しい位置にあることの確認は重要である．身体診察による視診，聴診による確認と，最も信頼できる呼気二酸化炭素モニター（カプノメータ）を用いた確認を行う．気管チューブからの【❽　　　　　　】の中に，一定の濃度（およそ 40 mmHg）の【❾　　　　　　】が持続的に検出できれば，そのチューブ先端は気管内に存在し，肺へと通じているはずである．

3) 確認後は，チューブを顔面にテープで固定する．麻酔器の人工呼吸器を使用して，人工呼吸を開始する．

文献
1)「見える！できる！気管挿管」（青山和義 著），羊土社，2019
参考（youtube）：https://www.youtube.com/watch?v=AWhjF8UaDdI

全身麻酔からの覚醒と抜管

11日目

学習目標

● 麻酔覚醒時のチェックポイントと対応を学ぶ
● 気管チューブ抜管および抜管後の観察ポイントと対応を学ぶ

参照 『麻酔科研修チェックノート 改訂第7版』第3章-3

✔ 学習のチェックポイント

□ **麻酔覚醒時，抜管時の評価**：麻酔の導入・維持・覚醒は飛行機の離着陸にも例えられる．合併症が起こりやすい状況であることをふまえたうえで，以下の基準（表1）をもとに，抜管可能な覚醒状態かを評価する．

□ **回復室でのチェックポイント**：表2に回復室でのチェック事項を示す．

表1　**麻酔覚醒時，抜管時のチェック項目**

□麻酔覚醒している 　・呼びかけに反応 　・簡単な命令に従える 　・自発開眼と追視がある □低体温になっていない 　（35℃台では抜管しない） □すべてのバイタルサイン（血圧，脈拍，SpO$_2$）が安定している	□筋弛緩薬の作用から回復している 　（TOF ≧ 90 %） □咳・嚥下などの気道防御反射がある □自発呼吸が確立している □十分な換気量がある（TV > 5 mL/kg） □抜管しても気道閉塞を生じない 　（リークテストで漏れがある）

表2　**抜管後のチェックポイント**

□意識レベルの低下 □興奮 □呼吸抑制 □上気道閉塞	□低酸素血症 □高血圧，低血圧，不整脈 　（循環器合併症） □無尿 □シバリング □悪心・嘔吐

※回復室（リカバリールーム）という部屋が用意されていることもあるが，部屋がない場合には抜管後に観察する時期のことを呼ぶと考える．
（『麻酔科研修チェックノート改訂第7版』p.103，羊土社，2022より引用）

■ 気管チューブ抜管前の評価と対応

麻酔覚醒時，気管チューブ抜管前の評価と対応の説明文について，当てはまる語句を選択肢から1つまたは複数選びなさい．

1) 麻酔覚醒している．

   ・【❶呼びかけ，疼痛刺激】に反応．

   ・【❷簡単，複雑】な命令に従える：【❸開口，離握手，開眼】．

   ・【❹自発呼吸，自発開眼】と【❺追視，体動】がある．

2) 【❻低，高】体温になっていない（35℃台では抜管しない）．

3) バイタルサイン：血圧，脈拍，【❼SpO₂，BIS】が安定している．

4) 【❽鎮静薬，筋弛緩薬，鎮痛薬】の作用から回復している：TOF≧【❾90，70，50，25】%．

5) 咳・嚥下などの【❿気道防御，咽頭】反射がある．

6) 【⓫人工，自発】呼吸が確立している：【⓬人工，自発】呼吸下で【⓭酸素化，換気】が正常．

7) 十分な換気量がある：TV>【⓮5，7，8，10，15】 mL/kg．

8) 気管チューブを抜管しても気道閉塞を生じない：【⓯カフリーク，閉塞】テストで漏れがある．

9) 上記を要約すると，【⓰麻酔薬，筋弛緩薬】からの回復（薬剤の血中濃度が下がっている），呼吸【⓱酸素化と換気，意識，循環】が十分，【⓲酸素化と換気，意識，循環】が回復，【⓳酸素化と換気，意識，循環】が安定の4項目を確認すればよい．抜管することが最良の選択でない場合は，【⓴気管挿管，鎮静，覚醒】のまま術後管理を行う．

10) 非脱分極性【㉑麻酔薬，筋弛緩薬】が残存している時には，【㉒フルマゼニル®，ナロキソン®，ブリディオン®，アトワゴリバース®】などの拮抗薬を投与した後に，【㉓麻酔薬，筋弛緩薬】の残存を再評価する．

■ 抜管後の評価と対応

抜管後の評価と対応の説明文について，当てはまる語句を選択肢から1つまたは複数選びなさい．

1) 意識レベル：再入眠に注意する．全身麻酔薬や局所麻酔薬の残存や過量による意識レベル【❶低下，回復】や【❷興奮，多弁】に注意して観察する．

2) 呼吸（換気）：呼吸【❸数，パターン】を観察する．【❹上気道，下気道】閉塞が起きないかどうか．

3) 呼吸（酸素化）：【❺SpO$_2$，ETCO$_2$】の変化に注意する．

4) 循環：【❻血圧，脈拍】の変化に注意する．特に【❼低血圧，高血圧】＋【❽徐脈，頻脈】になっていないかどうか．

5) 尿量・出血：術中の<u>イン・アウトバランス</u>を振り返る．【❾無尿，低血圧】が続いていないか．【❿術野，ドレーン】からの出血が増えていないか．輸液が【⓫過少，過多】になっていないか．

6) シバリング：【⓬低体温，高体温】の場合，【⓭中枢温，末梢温】と【⓮中枢温，末梢温】の較差が大きい場合には【⓯加温，冷却】を行う．循環の変化【⓰高血圧，低血圧】や【⓱頻脈，徐脈】で，身体負荷になっていないか．【⓲高，低】血圧ではドレーンからの出血にも注意．目安として，深部温が【⓳35.5，36.0，36.5，37.0】℃以上までは観察する．

7) 悪心・嘔吐：【⓴高血圧，低血圧】や【㉑高酸素，低酸素】で増強されるため，制吐剤の投与のみでなくバイタルサインにも注意する．

12 日目　呼吸のモニタリング

学習目標

- 呼吸のモニタリングは酸素化と換気に分けて考える
- 内呼吸と外呼吸を理解する
- CO_2 モニターの数値や波形の意味を考える
- 呼気終末 CO_2 が異常値をとる病態を知る
- スパイロメトリーを理解する

参照 『麻酔科研修チェックノート 改訂第7版』第3章-7

✔ 学習のチェックポイント

- ☐ 呼吸のモニタリングは，酸素化と換気に分けて考え，いずれも正しく行われていることを確認する．パルスオキシメーターは酸素化のモニターで，CO_2 モニターやスパイロメトリーは換気のモニターである．

- ☐ 外呼吸は，肺と血液の間での酸素と二酸化炭素のガス交換をさす（肺呼吸）．一方，内呼吸とは，肺で取り込まれた酸素が血液中を運搬された後に行われる，血液と細胞とのガス交換をさす（組織呼吸）．

- ☐ 内呼吸と外呼吸は血液循環を介してつながっている．

- ☐ CO_2 モニターには，機器に回路内ガスを引き込んで測定するサイドストリーム方式と回路内に直接センサーを組み込んで測定し，電気信号のみを機器本体に送る仕組みのメインストリーム方式がある．

- ☐ CO_2 モニター上の人工呼吸中の正常波形を図1に示す

- ☐ CO_2 波形の異常パターンを確認する（ドリル②を参照）．

- ☐ 呼気終末 CO_2 が異常値をとる病態を確認する（表1）

- ☐ スパイロメトリーには，気管挿管中の気道内圧（P），流速（F），換気量（V）を組み合わせて，気道内圧と換気量の関係を示すP–V曲線，流速と換気量の関係を示すF–V曲線がある．

- ☐ スパイロメトリーは，吸気時および呼気時のP–V曲線やF–V曲線を表示する．

- ☐ P–V曲線では曲線の傾きにより，胸郭の硬さ（コンプライアンス）を判定できる．

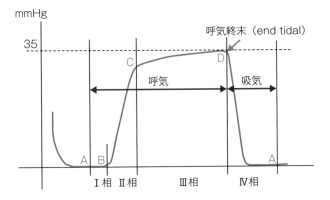

A：呼気の始まり　D：呼気の終わり（呼気終末）

I相：A-B　解剖学的死腔からの呼出（CO_2がない部分からの呼出）
II相：B-C　解剖学的死腔と肺胞の混合気の呼出
III相：C-D　肺胞からの呼出
IV相：D-A　吸気

A-D（呼気）とD-A（吸気）の長さの比は　2：1＝呼気：吸気

図1　**CO_2モニター上の人工呼吸中の正常波形**
（「周術期モニタリング徹底ガイド」p.120, 羊土社, 2013より引用）

表1　**呼気終末CO_2が異常値をとる病態**

原因	増加	減少
代謝	麻酔覚醒（シバリング） 悪性高熱症，悪性症候群 甲状腺クリーゼ 重症敗血症	低体温 代謝性アシドーシス
循環	駆血解除 CO_2使用の腹腔鏡 アシドーシス治療	麻酔導入時 肺塞栓 ハイポボレミア 心原性ショック 出血性ショック 心内シャント
呼吸	低換気 COPD 喘息	過換気 肺水腫 肺内シャント
テクニカル	CO_2吸収剤の消費 モニターのよごれ	接続不良 サンプリングチューブ閉塞

Anesthesiology, 118:192-201, 2013より作成

□F-V曲線では呼気のループが，内に凸になると気道閉塞を表す.

□P-V曲線，F-V曲線とも回路のリークがなければ，はじめと同じ位置に戻り**閉じた形**になるが，リークがあると，元の位置に戻らず**開いた形**になる.

ドリル①

内呼吸と外呼吸，CO_2モニター：呼吸とCO_2モニターに関する内容の説明文について当てはまる語句を選択肢から1つ選びなさい．【　　】が空欄である場合は当てはまる語句を書きなさい．

1) 呼吸には肺呼吸と組織呼吸があり，前者を【❶内，外】呼吸，後者を【❷内，外】呼吸と呼ぶ.

2) 肺呼吸と組織呼吸は，【❸　　　　　　　】を介してつながっている.

3) 呼気終末のCO_2が異常値をとる原因は，【❹　　　　　】【❺　　　　　】【❻　　　　　】【❼　　　　　】によるものの4つに分けられる.

4) 代謝が原因でCO_2が増加するのは【❽　　　　　】【❾　　　　　】などがあり，減少するものには【❿　　　　　】【⓫　　　　　】などがある.

5) 循環が原因でCO_2が増加するのは【⓬　　　　　】【⓭　　　　　】などがあり，減少するものには【⓮　　　　　】【⓯　　　　　】などがある.

6) 呼吸が原因でCO_2が増加するのは【⓰　　　　　】【⓱　　　　　】などがあり，減少するものには【⓲　　　　　】【⓳　　　　　】などがある.

7) テクニカルが原因でCO_2が増加するのは【⓴　　　　　】【㉑　　　　　】などがあり，減少するものには【㉒　　　　　】【㉓　　　　　】などがある.

8) 機器に回路内ガスを引き込んで測定する【㉔　　　　　】方式と回路内に直接センサーを組み込んで測定し，電気信号のみを機器本体に送る仕組みの【㉕　　　　　】方式がある.

ドリル②

CO_2 モニターの異常波形：CO_2 モニターの異常波形の原因を，下記の語群から1つずつ選んで答えなさい．

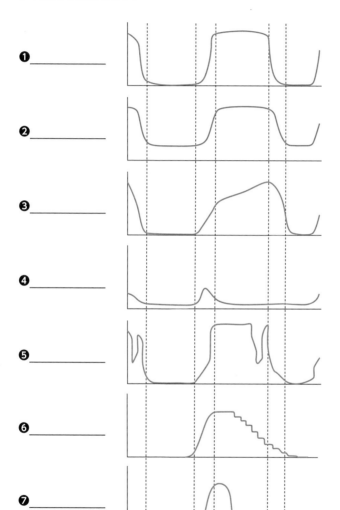

❶ _____

❷ _____

❸ _____

❹ _____

❺ _____

❻ _____

❼ _____

語群 食道挿管，再呼吸，慢性閉塞性肺疾患，自発呼吸の出現，カフ漏れ，心原性振動，正常

ドリル③

CO_2モニターの正常波形：CO_2モニターの正常波形で，以下の名称に相当する区画を記号を組み合わせて答えなさい（例：A–B）．

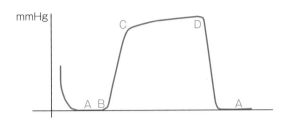

❶ 吸気相　　　　＿＿＿＿＿＿＿＿＿

❷ 呼気相　　　　＿＿＿＿＿＿＿＿＿

❸ 第Ⅰ相　　　　＿＿＿＿＿＿＿＿＿

❹ 第Ⅱ相　　　　＿＿＿＿＿＿＿＿＿

❺ 第Ⅲ相　　　　＿＿＿＿＿＿＿＿＿

❻ 第Ⅳ相　　　　＿＿＿＿＿＿＿＿＿

❼ 呼気終末　　　＿＿＿＿＿＿＿＿＿

ドリル④

スパイロモニターの波形：文章が正しければ○，誤っていれば×で答えなさい.

❶【　　　】スパイロメトリーには，気管挿管中の気道内圧（P），流速（F），換気量（V）を組み合わせて，気道内圧と換気量の関係を示すF-V曲線，流速と換気量の関係を示すP-V曲線がある.

❷【　　　】P-V曲線では曲線の太さにより，胸郭の硬さ（コンプライアンス）を判定できる.

❸【　　　】F-V曲線では呼気のループが，外に凸になると気道閉塞を表す.

❹【　　　】P-V曲線，F-V曲線とも回路のリークがあると，元の位置に戻らず開いた形になる.

❺【　　　】スパイロメトリーは，呼気時のみP-V曲線やF-V曲線を表示する.

13日目 体温管理

参照 『麻酔科研修チェックノート 改訂第7版』第3章-13

学習目標

● 術中の体温管理について理解する
● シバリングの原因と対策について学ぶ
● 術中高体温の知識を整理する

✓ 学習のチェックポイント

☐ **術中の体温管理**：一般に，全身麻酔中では体温上昇より体温低下（低体温）が起こる．体温保持を行わなければ最初の1時間には1℃低下する．**積極的な加温と15分ごとの体温モニターのチェックが必須**．麻酔科医が測定しているのは**中心温**（膀胱温，直腸温，食道温，咽頭温など）で，ほぼ血液温に等しいので**37.0℃±0.2℃が正常値と考える**．

【体温低下予防策】①室温を上げる，②加温した輸液を投与（加温コイルなどを使用），③温風式ブランケット（ウォームタッチ™，ベアーハガーなど），④加温ブランケット（水循環式マット）．

☐ **温風式加温装置（ブランケット）の注意点**：温風式ブランケットは，血流のよい組織を加温して身体を加温するものである．

① **絶対に大動脈遮断の末梢側（血流のない部分）に使用しない**．閉塞性動脈硬化症などで血流の悪いところに使用すると，熱が局所にとどまり低温熱傷を起こす．

② 温風が吹き出すホースを直接，人体に当たるような方向に置かない．

③ 温風式ブランケットの上に布団や毛布を置いて温風がホースの周りだけに集まるように閉塞させない．

④ ブランケットを掛けた後は身体に温風がまんべんなく当たっているか，自分で温風の下に手を入れて確認する．

⑤ 温度設定をきちんと確認する．室温の風が当たって冷えていることがある．

□ シバリングの原因と対策

【原因】麻酔中は末梢血管拡張により中枢から末梢への熱の移動が起きるため体温が低下する．術後低体温は覚醒時のシバリングを引き起こし，高血圧，頻脈から心筋虚血を引き起こしやすくなる．低体温により覚醒遅延や術後の創感染に影響を及ぼす．

【対策】

① 手術の開始時あるいはそれ以前から温風式加温装置などで加温を行う（プレウォーミング）．

② 目標値は中枢温であることを念頭に置いて体温管理を行う．

（開腹術などでは炎症性サイトカインによりシバリングを引き起こす温度のセットポイントが引き上げられ，中枢温を38℃以上に上げないとシバリングが止まらないこともある）

③ サイトカインの抑制を期待してロピオン®50 mgやNSAIDs坐薬を使うことがある．

④ マグネシウム含有輸液（ビカーボン®，フィジオ®140），アミノ酸輸液500 mL程度の使用やレミフェンタニルをフェンタニル（それ以外のオピオイドも可）に切り替えて覚醒させることも有効．

⑤ シバリングの発生が必須の場合，体温上昇まで覚醒させないことも考慮する．

⑥ シバリングの発生に対しては，全身加温して体温を上昇させる．その上でペチジン0.5 mg/kgを使用．マグネシウム2gを分注することもある．場合によりフェンタニル2〜4mLやドロペリドール0.0625〜0.125 mg（0.25〜0.5 mL），ケタミン0.5 mg/kgの注意深い使用（呼吸抑制や鎮静に注意）も有効（指導医に相談）．これらの薬はシバリングが止まった後の意識レベルに注意する．また，ICUなどではデクスメデトミジンの持続静注などを意識レベルに注意しつつ使用できる．

□ **術中高体温の原因**：術中の高体温は何らかの異常の警告であるため，医原性のうつ熱（加温過剰による）以外では，原因検索を進めて対応する必要がある（表1）.

表1 **術中高体温の原因**

1. 医原性（加温過剰による）	5. 内分泌疾患（甲状腺機能亢進症，甲状腺クリーゼ，褐色細胞腫）
2. 感染症，敗血症	6. 薬物〔アトロピン，向精神薬（悪性症候群）〕
3. 術前からの脱水	
4. 中枢性発熱（重症中枢神経障害）	7. 輸血反応
	8. 悪性高熱症

（『麻酔科研修チェックノート改訂第7版』p.198，表3-13-1，羊土社，2022より引用）

ドリル

■ 術中の体温管理

術中の体温管理に関する説明文に当てはまる語句を選択肢から1つ選びなさい.

1) 中枢温の正常値は【❶36.0，36.5，37.0】±0.2℃である.

2) 全身麻酔を開始後，体温は最初の1時間で約【❷0.5，1.0，1.5】℃【❸低下，上昇】する.

3) 体温低下に対しては，積極的に【❹保温，冷却，加温】を行う.

4) 体表面が冷たく，中枢温が37.0℃を超えている場合には，【❺保温，冷却，加温】を行う.

5) 術中の体温低下は，【❻麻酔開始，手術開始，開腹・開胸，皮膚切開】直後から始まる.

6) 全身麻酔中の成人では，体温を上昇させるためには【❼保温，加温】が必要である.

■ 温風式加温装置

温風式加温装置（ブランケット）の注意点に関する内容の説明文について，当てはまる語句を選択肢から1つ選びなさい．

1) 加温【❶ブランケット，ホース，コード】が人体に接触しないようにする．再利用の破れた【❷ブランケット，ホース，コード】を使用したため，接続部がはずれ温風が直接足に当たり【❸低温，高温】熱傷を起こした事例が報告されている．この症例では手術後の回診で異常に気づいたが，最終的に熱傷が治癒せず，両足【❹切断，まひ，熱傷】になった．

2) 【❺大動脈，神経】遮断や【❻血管，神経】遮断時は，血流がなくなる部分（遮断部より末梢）は加温しない．閉塞性動脈硬化症のように，【❼血流，皮膚の色調】の悪い部分には使用しない．【❽血流，皮膚の色調】のよい組織を温める．

3) 【❾ブランケット，ホース，コード】の上にふとんや毛布，タオルケットなどを置いて，空気の流れを遮断しない．温風がホースの周りだけに集まり，【❿熱傷，低体温】の可能性がある．ホースからの温風が直接，人体に当たるような使い方をしない．

4) 【⓫ブランケット，ホース，コード】の上にも下にもタオルケットのような熱の流れを遮断するものを敷き込まない．

5) 温度設定を確認する．【⓬室温，低温】の風が当たっていると加温ではなく【⓭冷却，保温】になる．

■ シバリング

シバリングの原因と対策に関する内容の説明文について当てはまる語句を選択肢から1つ選んで答えなさい.

1) 麻酔中は【❶末梢，中枢】血管拡張により，中枢から【❷末梢，中枢】への熱の移動が生じるため体温が低下する.術中【❸低，高】体温は，覚醒時の【❹シバリング，早期覚醒】を引き起こし，【❺低，高】血圧，【❻頻，徐】脈から【❼心筋，腎，肝】虚血を引き起こしやすくなる.また，低体温により【❽覚醒，導入】遅延や術後の【❾創部，全身】感染に影響を及ぼすとされている.

2) 低体温の予防策として麻酔開始前から，【❿循環，温風】式加温装置や輸液の【⓫加温，冷却】などを行う.深部体温（中枢温）の正常値は【⓬36.0，36.5，37.0，37.5，38.0】±0.2℃であるが，開腹術などでは，炎症性サイトカインの影響により，【⓭シバリング，不穏，覚醒不良】を引き起こす体温のセットポイントが【⓮引き下げられ，引き上げられ】ており，【⓯末梢，中枢】温を38.0℃以上にしないとシバリングが止まらないこともある.低体温でシバリング発生が懸念される場合は，加温を行って【⓰末梢，中枢】温が上昇するまで覚醒させない管理も必要である.

3) シバリングの発生に対しては，【⓱全身，頭頸部】加温して体温を【⓲上昇，低下】させることが基本である.【⓳ペチジン，マグネシウム，フェンタニル，ドロペリドール，ケタミン，デクスメデトミジン】0.5mg/kgや【⓴ペチジン，マグネシウム，フェンタニル，ドロペリドール，ケタミン，デクスメデトミジン】2gの分注，【㉑ペチジン，マグネシウム，フェンタニル，ドロペリドール，ケタミン，デクスメデトミジン】2mL，【㉒ペチジン，マグネシウム，フェンタニル，ドロペリドール，ケタミン，デクスメデトミジン】0.25～0.5mL，【㉓ペチジン，マグネシウム，フェンタニル，ドロペリドール，ケタミン，デクスメデトミジン】0.5mg/kg，ICUなどでは【㉔ペチジン，マグネシウム，フェンタニル，ドロペリドール，ケタミン，デクスメデトミジン】の持続投与などを【㉕呼吸，意識レベル】抑制に注意して使用する.これらの薬剤は【㉖シバリング，はきけ】停止後の【㉗意識，体温，体動，血圧】レベルを下げるので，【㉘循環，気道】に注意が必要である.また，末梢血管拡張を惹起し血圧【㉙低下，上昇】を引き起こすこともあるので血圧にも注意が必要である.

■ 術中高体温の原因

術中高体温の原因に関する内容の説明文について，文字数をヒントに答えなさい．

1) 医原性：【❶＿＿ ＿＿過剰による】＝いわゆる【❷＿＿ ＿＿熱】

2) 感染症，【❸＿＿】血症

3) 術前からの【❹＿＿ ＿＿】

4) 【❺＿＿ ＿＿】性発熱（重症中枢性神経障害）

5) 内分泌性疾患：【❻＿＿ ＿＿ ＿＿機能亢進症】，
   【❼甲状腺＿＿ ＿＿ ＿＿ ＿＿】，【❽＿＿ ＿＿細胞腫】

6) 薬物：【❾＿＿ ＿＿ ＿＿ ＿＿ ＿＿】，【❿向＿＿ ＿＿薬（悪性症候群）】

7) 【⓫＿＿ ＿＿】反応

8) 【⓬＿＿ ＿＿】高熱症

1) の【❶＿＿ ＿＿熱】以外では，原因検索を進めて対応する必要がある．

14 日目 局所麻酔と区域麻酔に慣れよう

学習目標

● さまざまな局所麻酔法，区域麻酔法について理解する
● 局所麻酔薬の種類，特徴について理解し，使い分けができる
● 局所麻酔薬中毒について理解する

参照 『麻酔科研修チェックノート 改訂第7版』第3章-13，第5章-5～-9，第6章-2

✓ 学習のチェックポイント

Ⓐ 局所麻酔法の分類（図1）と局所麻酔薬

□ 局所に局所麻酔薬を注射して，ある一定の範囲・区域の鎮痛を得ることを局所麻酔と言う．局所麻酔法の種類，分類を図1に示す．

□ 代表的な**局所麻酔薬**（局麻薬）を表1に示す．主に，使用方法と作用持続時間により使い分ける．

□ 局所麻酔薬はナトリウムチャンネル遮断薬である．<u>大量投与</u>もしくは<u>血管内誤注入</u>により全身に作用した場合，脳，心臓など重要臓器の活動を抑制し**局所麻酔薬中毒**を起こす．使用量には十分注意する．また局所麻酔施行時は，直ちに酸素投与，気道管理，呼吸管理，循環管理が行える準備（麻酔器，気道管理器具，点滴確保，薬剤）が必要である．

```
局所麻酔
├ 硬膜外麻酔          ┐
├ 脊髄くも膜下麻酔     ├ 区域麻酔
├ 末梢神経ブロック（伝達麻酔）┘
├ 局所浸潤麻酔（狭義の局所麻酔）
└ 表面麻酔（粘膜に塗布，噴霧）
```

図1　**局所麻酔法の分類**

表1 よく使用される局所麻酔薬*

一般名	商品名	濃度(%)	使用方法	効果持続時間(目安)	基準最高用量**
リドカイン	キシロカイン®	0.5 1 2	局所浸潤麻酔 硬膜外麻酔 末梢神経ブロック 表面麻酔	1時間	200mg (1%では20mL)
メピバカイン	カルボカイン®	0.5 1 2	局所浸潤麻酔 硬膜外麻酔 末梢神経ブロック	1〜1.5時間	500mg (1%では50mL)
ロピバカイン	アナペイン®	0.2 0.75 1.0	硬膜外麻酔 末梢神経ブロック	3〜6時間	硬膜外麻酔 1回150mg 末梢神経ブロック 1回300mg
レボブピバカイン	ポプスカイン®	0.25 0.5	硬膜外麻酔 末梢神経ブロック	3〜6時間	末梢神経ブロック 時総量150mg
ブピバカイン	マーカイン®注 脊麻用0.5% (高比重液・等比重液)	0.5	脊髄くも膜下麻酔	2〜3時間	20mg（4mL）

＊添付文書を元に作成．同じ薬剤でもさまざまな濃度が，さまざまな方法で使用されている．
＊＊添付文書により表現は違う．通常成人への使用可能用量（mg）は，使用方法，患者状態により変化する．濃度（％）により，使用可能な容量（mL）は変化する．薄い濃度ではより多くの容量（mL）を使用できる．

Ⓑ 硬膜外麻酔（epidural anesthesia）

☐ **硬膜外麻酔**とは，脊柱管内の硬膜の外側にある**硬膜外腔**に局麻薬を注入し，ある一定の区域を支配する脊髄神経の伝導を遮断・ブロックして鎮痛を得る方法である．

☐ 胸部手術（肺など），上腹部手術（胃，胆嚢など），下腹部手術（大腸，子宮など），下肢手術（下肢骨折，人工関節など）において，手術中，および術後の鎮痛に広く使用される（図2）．穿刺部位の選択と局麻薬の注入量の調節により，麻酔効果，範囲を調節できる．単独でも行われるが，全身麻酔と併用される場合も多い．カテーテル（チューブ）留置により，局麻薬の反復投与，持続投与が可能である．

☐ **手技**：清潔手技を行う．背部から胸椎（Tと表記），腰椎（Lと表記）の棘突起間，椎弓間隙から穿刺する（図3，4）．穿刺には先端が少し弯曲した**Tuohy（ツーイ，トゥーイ）針**を使用する．穿刺部を1％リドカイン（数mL）などで局所麻酔後，皮膚から皮下組織，棘上靱帯，棘間靱帯，黄色靱帯を穿刺し，硬膜外腔に到達する（図4）．

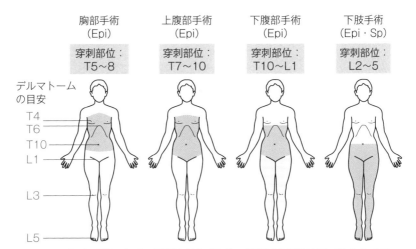

胸部手術 (Epi)	上腹部手術 (Epi)	下腹部手術 (Epi)	下肢手術 (Epi・Sp)
穿刺部位： T5〜8	穿刺部位： T7〜10	穿刺部位： T10〜L1	穿刺部位： L2〜5

デルマトーム
の目安

T4
T6
T10
L1

L3

L5

図2 さまざまな手術における硬膜外麻酔（Epi）・脊髄くも膜下麻酔（Sp）による
麻酔範囲（概略）のイメージ

下腹部手術では仙骨神経（S）領域の麻酔が必要な場合がある.

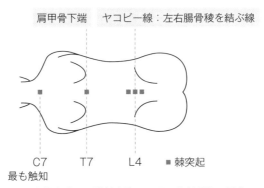

肩甲骨下端　ヤコビー線：左右腸骨稜を結ぶ線

C7　　T7　　L4　　■ 棘突起
最も触知

図3 脊椎麻酔，硬膜外麻酔における穿刺部位の目安

☐ 硬膜外腔穿刺の確認には，**抵抗消失法**（loss of resistance 法）がよく使用される．手前（背側）の黄色靱帯内では，シリンジ（ガラス製など）による生理食塩液の注入にかなりの抵抗があるが，黄色靱帯を貫き硬膜外腔に達すると生理食塩液を抵抗なく注入できるようになる．

☐ 針の中を通して細く長い**硬膜外カテーテル（チューブ）**を留置し，針を抜去する（図4）．

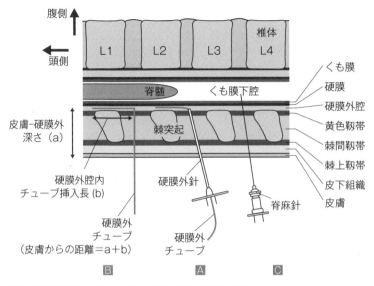

図4 **硬膜外穿刺，チュービングおよびくも膜下穿刺**
A）硬膜外穿刺／チュービング，B）チューブ留置，C）脊髄くも膜下麻酔を同図に示している.

□ 局麻薬の主容量（メインドーズ）注入前に，少量のテストドーズ（2〜3
mL）注入を行い，症状，バイタルサインの変化，麻酔効果を確認する．そ
の後チューブを通して**硬膜外腔**に，局麻薬（表1，ときにオピオイドの混
合液）を間歇的に（1回3〜12mL程度），または持続的に（2〜6mL/時）
注入する．麻酔の範囲（冷覚・痛覚低下域）を，皮膚分節（デルマトーム，
図2）を元に確認する．

□ **合併症**：広範囲の脊髄神経，自律神経をブロックするため，低血圧，徐脈，
呼吸抑制が起こる．ほかに，局所麻酔薬中毒，偶発的硬膜穿刺，全脊髄麻
酔，神経損傷（硬膜外血腫，硬膜外膿瘍などによる），などが起こり得る．
原因の詳細・対処は専門書を参照する．

□ **禁忌**：患者の同意，協力が得られない場合（小児ほか），抗血栓療法中，出
血傾向がある場合，穿刺部位の感染，敗血症，循環動態が高度不安定
（ショック状態），穿刺困難（高度肥満，脊柱の変形），など．

ⓒ 脊髄くも膜下麻酔（spinal anesthesia）

☐ **脊髄くも膜下麻酔**は，くも膜下腔の髄液内に局麻薬を注入し，脊髄神経を遮断して下腹部以下の鎮痛を得る麻酔方法である（図4）．局麻薬の投与は通常1回のみで，数時間以内に効果は消失する．脊椎麻酔，せきま，腰椎麻酔，ようま，スパイナル，ルンバールなどさまざまな俗称がある．

☐ 下腹部手術（子宮，膀胱など），下肢手術（骨折，人工関節など），会陰部手術（肛門，尿道）時の鎮痛に使用される（図2）．手術中は少量の鎮静薬（ミダゾラム，プロポフォールなど）が併用されることも多い．

☐ **手技**

- 清潔手技を行う．

- 背部，第3・4腰椎の棘突起間（L3/4，ときにL4/5，L2/3）から穿刺する（図3，4）．通常脊髄は第2腰椎（L2）で終末となり馬尾へ移行するため，L3/4では脊髄を穿刺することはない．

- 穿刺には，細い脊麻針（27，25，ときに23G）を使用する．

- 穿刺部を局麻後，皮膚から順次穿刺して，くも膜下腔に達する（図4）．くも膜下腔に達すると針の近位部から髄液の流出が見られる．

☐ **局麻薬**

- 主に0.5％ブピバカイン（マーカイン®）を2～3mL程度，1回注入する（表1）．

- 薬液の比重が髄液より大きい（重い）**高比重液**と，等しい**等比重液**がある．下腹部手術には高（ときに等）比重液，下肢，会陰手術には等（ときに高）比重液が使用される．

- 麻酔の範囲（冷覚・痛覚低下域）を，皮膚分節（デルマトーム，図2）を元に確認する．

- わずかな薬で広範囲の麻酔域が得られるのが本麻酔の利点である

☐ **合併症**：低血圧，徐脈，呼吸抑制，嘔気嘔吐，高位脊麻，排尿障害，硬膜穿刺後頭痛（PDPH：postdural puncture headache），神経損傷などが起こり得る．原因・対処は専門書を参照のこと．

☐ **禁忌**：硬膜外麻酔の禁忌と同様．

Ⓓ 末梢神経ブロック

☐ **末梢神経ブロック（伝達麻酔）**はある一定の区域の末梢神経の伝達を遮断して，手術中および術後の鎮痛を得る区域麻酔法である．

☐ 超音波診断装置（エコー）の普及とともに，**超音波ガイド下法**が急速に普及し，定着した．超音波診断装置により神経および近傍の血管，筋などの組織を同定して，超音波ガイド下に針を刺入し，神経の周囲に（神経内ではない！）局麻薬を浸潤させる．電気刺激法を併用することも多い．

☐ 1回注入法およびカテーテル留置による持続神経ブロックの両方が行われる．ブロック単独の麻酔も行われるが，全身麻酔を併用する場合も多い．

☐ 上肢の手術に**腕神経叢ブロック**が行われる．**斜角筋間，鎖骨上，腋窩アプローチ**がよく行われる．

☐ 下肢の手術に，**大腿神経ブロック**および**坐骨神経ブロック**が行われる．

☐ 体幹部の手術に，**腹直筋鞘ブロック，腹横筋膜面（TAPタップ）ブロック**など，多くの手技が行われる．

MEMO ▶ ①神経麻酔分野における新規格のコネクタ

局所麻酔薬の静注，または静注薬の局所投与といった**誤投与**を防止するために，2020年から局所麻酔用の専用コネクタを有した針，機器が使用されるようになった．脊髄くも膜下麻酔や硬膜外麻酔用の針，神経ブロック針，硬膜外チューブは，専用の薬液シリンジ，バルーン式薬液注入器（持続硬膜外麻酔，持続神経ブロック用）のみ接続可能になっている．https://www.pmda.go.jp/files/000225300.pdf

ドリル

■ 局所麻酔薬

局所麻酔薬の特徴，使用方法などについて記載した下記の文章について，当てはまる語句を選択肢から1つ選びなさい．

1) キシロカイン®の一般名は【❶リドカイン，メピバカイン】で，局所浸潤麻酔，表面麻酔によく使用される．比較的，作用時間は【❷短，長】く，使用可能な容量（mL）は【❸多い，少ない】．

2) カルボカイン®の一般名は【❹リドカイン，メピバカイン】で，局所浸潤麻酔，硬膜外麻酔に使用される．比較的，作用時間は【❺短，長】く，使用可能な容量（mL）は【❻多い，少ない】．

3) アナペイン®の一般名は【❼ロピバカイン，レボブピバカイン】で，硬膜外麻酔，末梢神経ブロックによく使用される．比較的，作用時間は【❽短，長】く，使用可能な容量（mL）は【❾多い，少ない】．

4) ポプスカイン®の一般名は【❿ロピバカイン，レボブピバカイン】で，硬膜外麻酔，末梢神経ブロックによく使用される．比較的，作用時間は【⓫短，長】く，使用可能な容量（mL）は【⓬多い，少ない】．

5) マーカイン®の一般名は【⓭ロピバカイン，ブピバカイン】で，0.5％脊麻用が脊髄くも膜下麻酔に使用される．高比重液と【⓮低，等】比重液があり，比較的，作用時間は【⓯短，長】い．

■ 脊髄くも膜下麻酔

脊髄くも膜下麻酔の特徴について記載した下記の文章について，当てはまる語句を選択肢から1つ選びなさい．

1) 脊髄くも膜下麻酔では，局所麻酔薬を【❶硬膜外腔，くも膜下腔】に注入して，鎮痛を得る．穿刺は【❷T10～12，L3～5】付近の背部棘突起間から穿刺する．その際，左右の腸骨稜を結んだ【❸腰三角，ヤコビー線】は，【❹L1，L4】の棘突起の目安になる．

2) 穿刺針を皮膚から，皮下組織，→【❺棘上，黄色】靱帯→ 棘間靱帯 →【❻棘上，黄色】靱帯→ 硬膜外腔 →【❼硬膜，軟膜】→ くも膜下腔へと針を進める．硬膜を穿刺時にわずかなプツとした感覚がある場合も多い．くも膜下腔に達すると【❽抵抗消失，髄液の流出】が認められる．標準体型の成人では，皮膚からくも膜下腔までの深さ（距離）は，およそ【❾2～3，4～6】cmである．

3) 0.5％脊麻用マーカイン®を【❿2～3，4～10】mL程度，くも膜下腔へ注入すると，2～5分後【⓫感覚，運動】神経が遮断され，下腹部以下，下肢全体の感覚が無くなる．その後しだいに，【⓬感覚，運動】神経が遮断されて，下肢は動かせなくなる．

4) 合併症として，硬膜穿刺後頭痛（PDPH）がある．硬膜とくも膜を穿刺した針穴から【⓭脳脊髄液，血液】が流出し，髄液圧が【⓮低下，増加】するために起こると考えられている．麻酔後【⓯1～2日，1～2週】後に起こり，【⓰若年，高齢】の【⓱男性，女性】に多い．また頭痛の程度は体位によって変化し，座位で【⓲増強，軽減】する．予防にはできるだけ【⓳細い，太い】針を使用する．

■ デルマトーム

脊髄神経に支配される皮膚の感覚領域は，皮膚分節（デルマトーム）と言われる．これについて記載した下記の文章について，当てはまる語句を選択肢から1つ選びなさい．

硬膜外麻酔，脊髄くも膜下麻酔を施行後，麻酔効果の範囲（レベル）判定のために，デルマトームを元に，冷覚・痛覚の低下した領域を検査する．その場合，デルマトームの目安として，乳頭は【❶T1，T4】，剣状突起は【❷T4，T6】，臍部は【❸T6，T10】，鼠径部は【❹L1，L4】，膝は【❺L1，L3】，大腿背面は【❻L2，S2】，肛門周囲部は【❼T10，S2〜5】である．

> **MEMO ②患者自己調節鎮痛法：PCA，iv-PCA，PCEA**
>
> 患者自己調節鎮痛法（PCA：patient-controlled analgesia）とは，患者自身の調節による術後疼痛管理方法で，①iv-PCA（静脈内注入自己調節鎮痛法）と，②PCEA（自己調節性硬膜外鎮痛法）がある．特殊なポンプ（図5など）内に鎮痛薬（または局所麻酔薬）をセットしておき，患者が痛いと感じるときに自分でボタンを押すと，セットされた鎮痛薬が投与される．
> 常時持続注入＋PCA注入の場合と，PCA注入のみの場合がある．
> ・iv-PCA（intravenous patient-controlled analgesia）：鎮痛薬（オピオイド）をある濃度で生理食塩液に希釈して注入ポンプ（図5）にセットして，点滴回路を通して静脈内に注入する．
> ・PCEA（patient-controlled epidural analgesia）：局所麻酔薬（0.2%アナペイン®，0.25%ロピバカインなど，ときにオピオイドを混合）を注入ポンプ（図5）にセットして，硬膜外チューブを通して硬膜外腔（図4）に注入する．
> 注意：iv-PCA用注入ポンプに，誤って局所麻酔薬を注入しない!! 局所麻酔薬中毒の危険がある！

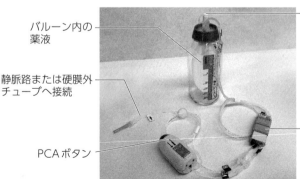

バルーン内の薬液

薬液注入口

静脈路または硬膜外チューブへ接続

持続注入速度可変装置（0〜数mL）

PCAボタン

図5　PCA用ディスポーザブル注入ポンプ

15日目 全身麻酔中の人工呼吸：酸素化と換気を評価しよう

学習目標

● 全身麻酔中の人工呼吸について理解する
● 吸入酸素濃度について理解し，酸素化の評価ができる
● 換気の評価ができる

参照 『麻酔科研修チェックノート 改訂第7版』第3章-3, 7

✓ 学習のチェックポイント

A 全身麻酔中の人工呼吸と吸入酸素濃度（F_{IO_2}）

☐ 全身麻酔中は麻酔薬，筋弛緩薬により自発呼吸は抑制されているため，多くの場合は麻酔器に付属する人工呼吸器（➡2日目）を使用して，**調節換気**（control ventilation）を行う.

☐ 調節換気の換気様式には，ある一定量の吸気量を送る**従量式換気**（VCV：volume control ventilation）と，ある一定の気道内圧になるまで吸気を行う**従圧式換気**（PCV: pressure control ventilation）の2種類がある. 全身麻酔中は両者ともによく行われる. 1回換気量を確保したい場合は従量式換気を，高い気道内圧を避けて肺を保護したい場合は従圧式換気を選択する. それらの初期設定の例を表1に示す. 詳細は専門書を参考のこと.

表1　**全身麻酔中（成人）の人工呼吸器の初期設定の例**＊

換気モード	吸入酸素濃度（F_{IO_2}）	1回換気量（TV）	吸気圧	換気回数（RR, f）	呼気終末陽圧（PEEP）	I：E比（吸気／呼気時間）
従量式（VCV）	0.3〜0.5（30〜50 %）ときに≧0.5	8（6〜10）mL/kg	——	10（8〜12）回/分	5（0〜5）cmH2O	1：2ときに1：1〜1.5
従圧式（PCV）		——	12（10〜15）cmH2O			

TV：tidal volume, RR：respiratory rate, f：frequency, PEEP：positive end-expiratory pressure.
＊すべて初期設定の1例であり，適宜変更が必要.

☐ 全身麻酔中，気管挿管中の患者は，麻酔器からのガスのみを吸入している．麻酔器からは，酸素，空気，亜酸化窒素（笑気）などのガスが混合されて，1分間あたり数リットル（L/分）の流量で患者に送られている（図1）．そしてそれぞれのガス流量を変化させて，**吸入酸素濃度（F$_{IO_2}$）**を調節する．

☐ 吸入酸素濃度（F$_{IO_2}$）は，0.21（空気），0.5，1.0（純酸素）のように小数で表現される．ときに21％（空気），50％，100％（純酸素）のように％でも表示されるが，全く同義である．

⑧ 酸素の移動と酸素分圧，酸素化と換気

☐ 呼吸により気道から取り入れられた吸入気中の酸素は，肺・肺胞を経て，肺毛細血管内の血液中へ移動し，赤血球中のヘモグロビンと結合する．肺胞内の酸素が，血液へと移行することを**酸素化**と言う．酸素化された血液は心臓から動脈を経て，組織へと運ばれ，酸素はエネルギー（ATP）の産生に利用される．図2に，空気呼吸の場合の各部位における，およその酸素分圧を示す．

☐ 肺胞でのガス交換（酸素の取り込みと二酸化炭素の排出）は，肺胞内と肺毛細血管内における，酸素，二酸化炭素の**分圧差**（圧勾配）による**拡散**によって行われる（図2）．

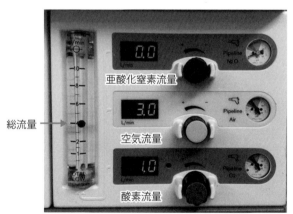

図1　麻酔器の流量計の一例
デジタル表示など，さまざまな流量計がある．

総流量 ←

亜酸化窒素流量

空気流量

酸素流量

全身麻酔中，人工呼吸管理中は，生命維持に直結する酸素化と換気の評価が重要である．**酸素化**の評価には，動脈血液ガス分析による**動脈血酸素分圧：PaO₂**（mmHg）を，**換気**の評価には**動脈血二酸化炭素分圧：PaCO₂**（mmHg）を用いる．**酸素化**と**換気**は分けて評価すると理解しやすい．

【例1】換気は良いが，酸素化は悪い．

【例2】換気も酸素化も悪い．

全身麻酔中は，酸素化の指標としてパルスオキシメータによる**動脈血酸素飽和度（SpO₂）**を必ずモニターする．しかし，$PaO_2 \geqq 100$ mmHg では SpO_2 はほぼ100 %であるため，SpO_2 による酸素化の評価には限界がある．正確な酸素化の評価には PaO_2 の測定が必要である．

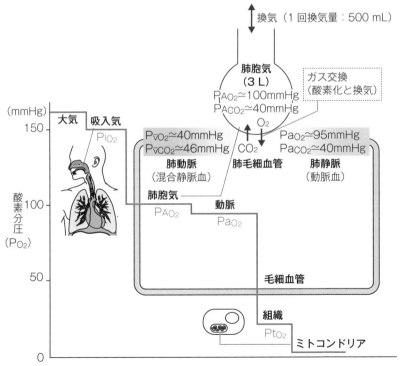

図2　各部位における酸素分圧（酸素の滝）

C P/F 比（ratio）による酸素化能の評価

☐ **PaO₂の値**は，肺の状態，病変の程度が悪化すれば低くなり，改善すれば高くなる．しかし，PaO₂の値はF_{IO_2}と比例関係にあり，F_{IO_2}を上昇させればPaO₂は上昇する．よって，同じ$PaO_2 = 100$ mmHgの値でも，$F_{IO_2} = 0.21$（空気）と，$F_{IO_2} = 1.0$（純酸素）の場合では，大きく意味が異なる．

☐ さまざまなF_{IO_2}の条件下で患者の**酸素化（能）**を評価するためには，**PaO₂**（mmHg）を吸入酸素濃度（**F_{IO_2}**）で割った**P/F比（ratio）**を利用する．

> P/F比 $= PaO_2 / F_{IO_2}$

【例】空気吸入（$F_{IO_2} = 0.21$）で$PaO_2 = 100$ mmHg：P/F比 $= 100/0.21 = 476$

☐ **P/F比**を使用した評価の一例を，以下に示す．

- P/F比 ≧ 400　　　：酸素化能は良好
- P/F比：350〜400　：酸素化能はまずまず良好
- P/F比：301〜350　：酸素化能は要注意
- P/F比：201〜300　：酸素化能は悪い．軽症ARDS（急性呼吸窮迫症候群）領域．人工呼吸を考慮
- P/F比：101〜200　：酸素化能は非常に悪い．中等症ARDS領域
- P/F比 ≦ 100　　　：酸素化能は致死的．重症ARDS領域

D 換気の評価

☐ **換気**とは，呼吸による大気と肺胞内の気体（肺胞気）の入れ替えのことである．およそ3Lの肺胞気を，400〜500 mLの**1回換気量**（1回吸気量，1回呼気量とほぼ同義）で少しずつ入れ替えている（図2）．

☐ 換気の評価には，**動脈血二酸化炭素分圧〔PaCO₂（mmHg）〕**を用いる．$PaCO_2$により換気を以下のように評価する．全身麻酔中，カプノメータの**呼気終末二酸化炭素濃度値**（$P_{ET}CO_2$）は，多くの場合$PaCO_2$を反映し代用可能であるが，正確には$PaCO_2$の測定が必要な場合も多い．

- $PaCO_2$の正常範囲　：35〜45 mmHg，換気は正常
- $PaCO_2 < 35$ mmHg：低二酸化炭素血症
  　　　　　　　　　　　〔**過換気**（hyperventilation）も同義〕
- $PaCO_2 > 45$ mmHg：高二酸化炭素血症
  　　　　　　　　　　　〔**低換気**（hypoventilation）も同義〕

□ 換気異常は，酸素化と酸塩基平衡*に影響（**呼吸性アシドーシス・アルカローシス**）を与えるため，換気量を調節して正常化に努める.

　　* $CO_2 (\uparrow\downarrow) + H_2O \rightleftharpoons H_2CO_3 \rightleftharpoons H^+ (\uparrow\downarrow) + HCO_3^-$

□ 1分間の換気量を**分時換気量**と言い，**MV（minute volume）**，または$\dot{V}_E$の記号が使用される.

　　$MV（L/分, mL/分）= Vt \times f$

Vt（tidal volume：1回換気量，mL），f（frequency：換気回数，呼吸数と同義，回/分）

□ $\underline{PaCO_2（mmHg）はMVに反比例する}$［二酸化炭素産生量（$\dot{V}CO_2$）は変化なしと仮定の下，正確には，**有効肺胞換気量**（$\dot{V}_A$：換気量のうち，死腔を除いた実際にガス交換に関与する量）に反比例する］.

　　$PaCO_2 (mmHg) = k / \dot{V}_A \simeq k / MV$（k：定数）

■ 自発呼吸と人工呼吸

自発呼吸，人工呼吸について記載した下記の文章について，当てはまる語句を選択肢から１つ選びなさい．

1) 通常成人の安静時自発呼吸では，１回換気量はおよそ【❶500，700】mL，換気回数は【❷12〜14，20】回／分程度である．

2) 全身麻酔中，60kgの成人に<u>従量式換気（VCV）</u>を行う場合，１回換気量は【❸500，700】mL，換気回数は【❹10，20】回／分に初期設定する．

3) VCVでは１回換気量は【❺確保，軽減】されるが，気道内圧が過度に【❻上昇，低下】して，肺損傷を起こさないように注意が必要である．

4) 全身麻酔中，60kgの成人に<u>従圧式換気（PCV）</u>を行う場合，換気圧は【❼10〜15，3〜5】cmH_2Oとし，換気回数は【❽10，20】回／分に設定する．

5) PCVでは【❾肺損傷，低換気】を起こす可能性は少ないが，【❿１回換気量，ガス流量】が不十分，または過量にならないように注意する．

■ 吸入酸素濃度（F_{IO_2}）

全身麻酔中の吸入酸素濃度（F_{IO_2}）は，麻酔器からのガス流量を変化させて調節する．気管挿管中の患者に，麻酔器により，表2の混合ガス流量を使用した場合のF_{IO_2}を求め，表2に書き込みなさい．<u>空気の酸素濃度は0.2（20％）</u>，揮発性麻酔薬の濃度は無視して，小数第１位まで答えなさい．

表2　**麻酔器のガス流量と吸入酸素濃度（F_{IO_2}）**

酸素（L／分）	1	1	2	3	1	5	10
空気（L／分）	1	3	2	1	2	0	0
F_{IO_2}	❶	❷	❸	❹	❺	❻	❼

酸素（L／分）	1	1	2	2	1
亜酸化窒素（笑気；L／分）	1	2	2	3	5
F_{IO_2}	❽	❾	❿	⓫	⓬

■ P/F比：酸素化の評価

表3の吸入酸素濃度（F$_{IO_2}$），動脈血酸素分圧（PaO$_2$）の場合の，P/F比を<u>整数</u>（四捨五入）で求めなさい．また，それぞれの酸素化能を，良好（◎），まずまず良好（○），要注意（△），悪い（×）のいずれかに評価し，表3に記入しなさい．

表3　P/F比と酸素化の評価

吸入酸素濃度（F$_{IO_2}$）	動脈血酸素分圧： PaO$_2$（mmHg）	P/F比，評価
0.21（空気）	95	❶
0.21（空気）	55	❷
0.32（経鼻カニューラ 3L/分）	100	❸
0.32（経鼻カニューラ 3L/分）	120	❹
0.4（酸素マスク 5L/分）	200	❺
0.4（酸素マスク 5L/分）	100	❻
0.5	200	❼
1	150	❽
1	330	❾

■ 換気

換気について記載した下記の文章について，当てはまる語句を選択肢から1つ選びなさい．

1) PaCO$_2$＝30 mmHgは，【❶過換気，低換気】状態であるため，正常にするために分時換気量を【❷増加，減少】させる．

2) PaCO$_2$＝50 mmHgは，【❸過換気，低換気】状態であるため，正常にするために分時換気量を【❹増加，減少】させる．

16日目 筋弛緩モニターを使ってみよう

学習目標

● 筋弛緩モニターを使用して，筋弛緩薬ロクロニウムの筋弛緩効果を評価できる
● 筋弛緩モニターによる神経刺激方法である TOF（トフ）刺激，PTC 刺激と，その反応について理解する
● 筋弛緩モニターにより残存筋弛緩効果を評価し，回復薬（拮抗薬）であるスガマデクスを使用できる

参照 『麻酔科研修チェックノート 改訂第7版』第3章-7, 8

✅ 学習のチェックポイント

Ⓐ 筋弛緩薬と筋弛緩モニター

☐ 全身麻酔の導入，維持において，**筋弛緩薬ロクロニウム**（エスラックス®）が使用される（➡6日目）．筋肉を弛緩させる目的は，①導入時の気管挿管の容易化，②手術中の体動防止，③手術操作の容易化，である（➡詳細は6日目）．

☐ 筋弛緩効果の維持が必要な手術（➡6日目のMEMO①）では，導入時のロクロニウム初回使用から作用時間経過後（概ね40〜60分），追加投与が必要になる．

☐ 手術終了後，麻酔からの覚醒，抜管のためには，ロクロニウムの筋弛緩効果がどの程度残っているか，つまり残存筋弛緩の程度を評価する必要がある（➡6, 11日目）．

☐ 筋弛緩薬の効果は，臨床的に（MEMO），または投与後の時間経過からある程度推察されるが，個人差が大きい．適切な使用，および拮抗のためには**筋弛緩モニター**による判断が客観的で，正確である．

Ⓑ 筋弛緩モニターの目的：筋弛緩効果の評価

① 麻酔導入時：気管挿管時の筋弛緩効果発現の評価，確認（挿管操作のタイミングの判断）．

② 麻酔維持・手術中：適切な筋弛緩効果の評価・維持（ロクロニウム追加投与のタイミングの判断）．

③ 麻酔覚醒時：手術後の**残存筋弛緩効果**の評価（程度により拮抗薬スガマデクスの必要性，必要量の決定，➡6日目）．

⑥ 筋弛緩モニター方法の種類

□ 運動神経の興奮（活動電位）は，運動神経終末から神経筋接合部（シナプス）を介して（伝達物質はアセチルコリン：Ach），筋線維（筋細胞と同義）へと伝達される．筋弛緩薬ロクロニウムは，神経筋接合部においてAchと競合的にAchリセプターに結合して神経筋伝達を阻害し，筋弛緩作用を示す．筋弛緩モニターは，運動神経を刺激して，筋肉の反応の強さを観察する器械である．現在下記の2種類のモニターが普及している．

・ **加速度感知法**：尺骨神経を刺激し，母指内転筋の反応（加速度）を測定して，収縮力を評価する．**TOFウォッチ®**（図1）は，本法の代表的モニターである．

・ **筋電図法**：尺骨神経を刺激し，小指外転筋の筋電図電位（反応）を測定して収縮力を評価する（図2）．

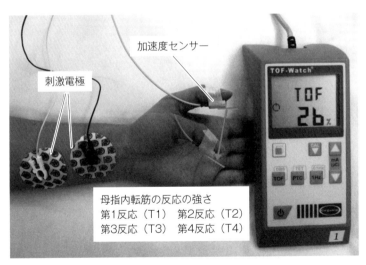

加速度センサー

刺激電極

母指内転筋の反応の強さ
第1反応（T1）　第2反応（T2）
第3反応（T3）　第4反応（T4）

図1　**加速度感知法（TOFウォッチ®）によるTOF反応のモニター**

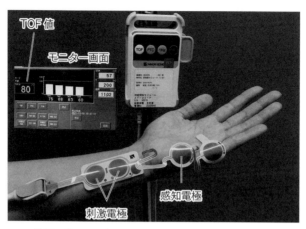

TOF値

モニター画面

図2　筋電図法によるTOF反応のモニター
モニター画面は別画面のはめ込み画像

感知電極

刺激電極

Ⓓ 刺激方法

☐ 加速度感知法，筋電図法ともに，以下のような神経刺激の方法に応じた反応を測定・観察する．

☐ **単収縮高**：短い1回の刺激（単一刺激）に対する筋収縮力を観察．筋弛緩薬投与前の筋収縮力（反応の強さ）を対照値（100％）として，筋弛緩薬投与後の反応の強さを％で表示する．筋弛緩効果が強い（深い）ほど，反応は弱く，％値は小さくなる．

☐ **Train of Four［TOF（トフ，四連）］カウント**：単一刺激を2Hz（1秒間に2回）で4回連続くり返し（四連刺激），4回の筋収縮反応を観察する．第1反応（T1），第2反応（T2），第3反応（T3），第4反応（T4），の反応回数をカウント（図3）する．筋弛緩効果が強い（深い）ほど反応は漸減し（T1＞T2＞T3＞T4），反応回数は少なくなる．

☐ **TOF比（ratio）**：上記の四連（TOF）刺激により得られた4回の筋収縮反応において，「第1反応（T1）の強さに対する，第4反応（T4）の強さの比」を測定する．**T4/T1**を比（0.5，0.9など）または％（50％，90％など）で表す（図3）．筋弛緩効果が強い（深い）ほど反応は漸減し（T1＞T2＞T3＞T4），TOF比（T4/T1，％値）は小さくなる．

☐ **ポストテタニックカウント（PTC）**：通常の単一刺激で反応が全くない場合（つまりTOFカウント＝0）の深い筋弛緩状態を評価する．5秒間の50Hzテタヌス（高頻度）刺激の後，3秒間休止，その後1Hzの単一刺激を15回

くり返し，反応回数をカウントする（図4）．テタヌス刺激前の反応が0の場合でも，テタヌス刺激後は反応が増強する現象（テタヌス後増強）を利用している．筋弛緩効果が強い（深い）ほど反応は漸減し，反応回数は少なくなる．

Ⓔ 筋弛緩効果の程度

☐ 筋弛緩効果の程度（効果の強さ，筋弛緩の深さ）は，浅い，深い，強力な筋弛緩状態と表現される．

☐ 浅い筋弛緩状態とは，四連反応数（TOFカウント）＝1～2程度の状態である．

☐ 深い筋弛緩状態とは，四連反応数（TOFカウント）＝0で，ポストテタニックカウント（PTC）＝1～5程度の状態である．

☐ 強力な筋弛緩状態とは，四連反応数（TOFカウント）＝0，ポストテタニックカウント（PTC）＝0の状態で，通常の手術中の筋弛緩状態としては強すぎる状態である．

Ⓕ 術中管理目標：筋弛緩薬効果の管理目標

☐ 気管挿管時：TOFカウント＝0～1で，気管挿管操作に臨む．

☐ 腹腔内手術中：浅い筋弛緩状態を維持する．TOFカウント＝0～2を目標．TOFカウント≧1～3の場合，ロクロニウムを追加投与（➡6日目）．

☐ 絶対的不動化が必要なとき（重要な手術操作中）：深い筋弛緩状態を維持．ポストテタニックカウント（PTC）＝1～5を目標．必要に応じてロクロニウムを追加投与．

☐ 麻酔覚醒，抜管時：TOF比≧90％が必要．TOF比＜90％の場合は，スガマデクスを適量（➡6日目）投与し，筋弛緩効果を拮抗する．TOF比≧90％を確認して抜管（➡11日目）．

MEMO▶ 筋弛緩効果の臨床的評価

評価は主観的で信頼性は不確実であるが，参考にはなる．

気管挿管時：用手的気道確保操作やバッグマスク換気，開口が容易になる．

手術中：外科医の操作感覚（腹筋が柔らかい），腹腔鏡時の視野が良好（腹筋が柔らかい），体動がない．

回復期：頭部・下肢挙上（5秒以上），握手の維持，舌圧子を咬んで保持可能，など．

■ 筋弛緩モニター：TOF比（T4/T1，％値）

全身麻酔中，筋弛緩モニター（TOFウォッチ®，または筋電図法）を使用してTOF刺激を行い，図3のⒶ〜Ⓖの筋収縮反応（母指内転筋反応，または筋電図反応）が得られた．この場合の下記の文章について，当てはまる語句を選択肢から1つ選びなさい．

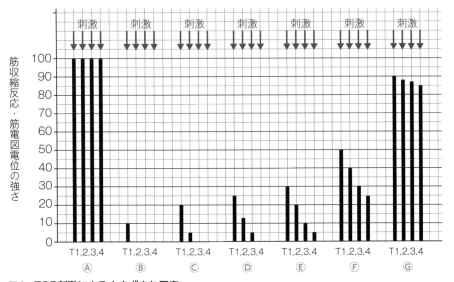

図3 TOF刺激によるさまざまな反応

1) 筋弛緩薬ロクロニウムの投与前，2Hzで四連刺激（TOF刺激）を行い，図3Ⓐの筋収縮反応（母指内転筋反応，または筋電図反応）が得られた．この場合，TOFカウント（反応回数）は【❶1，4】で，TOF比は【❷100，40】％である．

2) ロクロニウム投与30分後，Ⓑのような反応が得られた．この場合のTOFカウント（反応回数）は【❸1，4】である．同様にⒸの場合のTOFカウント（反応回数）は【❹2，3】，Ⓓの場合のTOFカウント（反応回数）は【❺3，4】である．

3) さらに時間が経過し，Ⓔのような反応が得られた．この場合のTOF比は約【❻25，17】％である．同様に，Ⓕの場合のTOF比は【❼40，50】％，Ⓖの場合のTOF比は約【❽84，94】％，である．

4) 筋弛緩効果は，【❾Ⓑ，Ⓖ】の場合が一番強く，Ⓒ，Ⓓ，Ⓔ，Ⓕとしだいに回復している．筋弛緩効果はⒶ（投与前）を除くと【❿Ⓑ，Ⓖ】の場合が最も弱い．

5) 腹腔内手術中，Ⓒの状態であった．筋弛緩効果を維持するために，ロクロニウムを0.2 mg/kg追加静注する（➡6日目）．体重50kgの成人患者には，【⓫10，100】mg，すなわち【⓬1，10】mLを静注する．

6) 手術終了時，Ⓒの状態であった．筋弛緩効果を拮抗（回復）するために，体重50kgの成人患者に，スガマデクスを【⓭1，2】mg/kg，すなわち【⓮50，100】mg，【⓯0.5，1.0】mLを静注する（➡6日目）．

7) 手術終了時，Ⓖの状態であった．筋弛緩拮抗（回復）薬スガマデクスの投与は【⓰必要，不必要】である．

■ 筋弛緩モニター：PTC（ポストテタニックカウント）

全身麻酔中，筋弛緩モニター（TOFウォッチ®，または筋電図法）を使用して，通常の単一刺激で反応がない場合（つまりTOFカウント＝0），PTC刺激を行い，図4のⒶ〜Ⓒの筋収縮反応（母指内転筋反応，または筋電図反応）が得られた．この場合の下記の文章について，当てはまる語句を選択肢から1つ選びなさい．

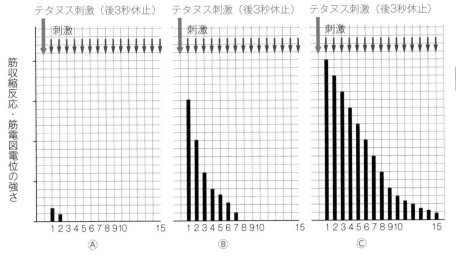

図4　PTC刺激によるさまざまな反応

1)　ロクロニウム初回投与20分後，Ⓐのような反応が得られた．この場合のPTC（反応回数）は【❶2，7】である．Ⓑの場合のPTCは【❷5，7】，Ⓒの場合のPTCは【❸10，15】である．

2)　筋弛緩効果は【❹Ⓐ，Ⓑ】の場合が最も強く，TOFカウントの1回目（T1）が出現するまで10分以上必要である．

3)　筋弛緩効果は【❺Ⓑ，Ⓒ】の場合が最も弱く，まもなくTOFカウントの1回目（T1）が出現する．

4)　手術終了時，Ⓐの状態であった．筋弛緩効果を拮抗（回復）するために，体重50kgの成人患者に，スガマデクスを【❻2，4】mg/kg，すなわち【❼100，200】mg，【❽1.0，2.0】mLを静注する（→6日目）．

17 日目 麻酔中の脳波モニタリング

学習目標

● 術中脳波モニターの基本を理解する
● 術中覚醒の知識を整理する
● 脳波モニター値が低値の意味を理解する

参照 『麻酔科研修チェックノート 改訂第7版』第3章-7

✓ 学習のチェックポイント

☐ 術中脳波モニターには，BIS，SedLineがある．脳波を特定のアルゴリズムを用いて処理し，鎮静度の指標となる数値として表示する．このような脳波モニターのことをProcessedEEG（処理脳波）モニターと呼ぶ．

☐ 脳波を元に解析するため，大脳皮質の錐体細胞の活動状況を反映する．BIS値と脳波の関係（図1）として，覚醒時には低振幅速波が主であるが，麻酔薬濃度上昇とともに振幅は大きくなり周波数は低下（徐波化）する．さ

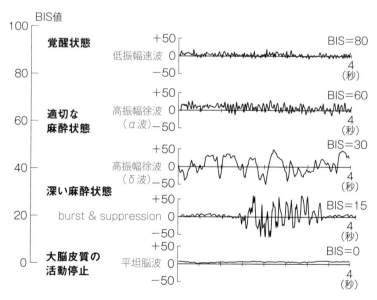

図1　BIS値と脳波の関係
（山中寛男ら：BISモニターの原理と限界．LiSA 12：1168-1176, 2005より引用）

らに深くなると，平坦脳波と高振幅速波の繰り返し（burst and supression）と言われるパターンとなり，最後には平坦脳波となる.

- [ ] BISモニターでは，EMG，SR，BIS値などの数値と脳波波形をあわせて見ることにより，大脳皮質の活動状況がわかる．また，全静脈麻酔（TIVA）ではBISモニターにより術中覚醒が減少することが知られている．EMG：electromyography，筋電図，SR：suppression ratio.

- [ ] BISモニターのBIS値に相当するのは，SedLineではPSiである．この数値は1分間の脳波から計算される推定値（BIS，SE，PSi）である．REは2秒ごとに更新される．PSi：patient state index，SE：state entropy，RE：response entropy.

- [ ] BIS値は40〜60，PSiは25〜50が全身麻酔における推奨値である.

- [ ] SRは，1分間の平坦脳波の割合を示し，通常は0％である.

- [ ] EMGは筋電図成分を表し，EMGが表示された場合にはBIS値が高く表示される.

- [ ] 適切な全身麻酔管理時には，睡眠紡錘波（spindle wave）：10〜12Hzの波が0.5〜2秒ほど連続して観察される（図2）.

- [ ] 処理脳波の使用は，麻酔薬使用量の節減，覚醒までの時間の短縮，術後回復室滞在期間の短縮などに有用であることが報告されている（臨床麻酔，28：21-24, 2004．麻酔，51：862-868, 2002）.

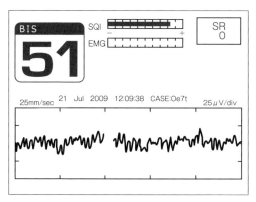

図2　適切な麻酔管理時に見られる波形（睡眠紡錘波）
睡眠が深くなったときに現れる少し遅い（10〜12Hz）脳波が0.5〜2秒程度連続する.
（『麻酔科研修チェックノート改訂第7版』，p.143，羊土社，2022より引用）

☐ 術中覚醒とは，全身麻酔中に予期せず意識が回復し，顕在記憶（記述でき
る具体的な内容の記憶）が形成され，それが術後に思い出される状態．頻
度0.1〜0.2％で，その約70％でPTSD（post traumatic stress disorder：
心的外傷後ストレス障害）を発症．ハイリスク症例では，1〜1.5％程度に
発生する．

☐ 術中覚醒のハイリスク症例：ASAクラス4以上（特に外傷），開心術，帝
王切開術，迅速導入（RSI：rapid sequence induction），女性，若年者，頭
頸部手術麻酔（特に耳領域），術中覚醒の既往，挿管困難の既往，薬物（ベ
ンゾジアゼピン，麻薬，アンフェタミンなど）の長期使用，嗜好性（喫煙，
アルコール）．

☐ 術中覚醒の成因としては，浅麻酔，侵襲の増大などによる麻酔薬必要量の
増加，薬剤の投与ミスや機器トラブルがある．また，覚醒している状態で
筋弛緩薬が効いていると，PTSDになりやすいのではないかとされている
（Lancet, 355：707-711, 2000）．

☐ 浅麻酔の徴候：血圧上昇，頻脈，散瞳，流涙，発汗，顔をゆがめる，開眼，
嚥下，体動，バッキング，しゃっくり，腸管膨隆（開腹時），バッグ加圧時
の抵抗増大など．

☐ 麻酔薬が過量なのか脳が反応していないのかはBIS値やPSi値の低下だけ
では判定できない．深い麻酔状態と脳機能の低下の両方の可能性を考える．

ドリル

■ 処理脳波モニターの原理とパラメータの意味

処理脳波モニターの原理とパラメータの意味の説明文について当てはまる語句を選
択肢から1つ選びなさい．【　　　】が空欄の場合は，当てはまる語句を書きなさい．

1) 術中脳波モニターには，【❶　　　　　　　】，【❷　　　　　　　】などがあ
る．脳波を特定のアルゴリズムを用いて処理し，鎮静度の指標となる数値とし
て表示する．このような脳波モニターのことをProcessedEEG【❸　　　　　　】
モニターと呼ぶ．

2) 脳波を元に解析するため，大脳【❹皮質，髄質】の【❺　　　　　　　】細胞
の活動状況を反映する．BIS値と脳波の関係として，覚醒時には【❻低，高】
振幅【❼徐，速】波が主であるが，麻酔薬濃度上昇とともに振幅は【❽大き，
小さ】くなり周波数は【❾低下，増大】（徐波化）する．さらに深くなると，平

坦脳波と高振幅速波の繰り返し【❿　　　　　　　　　　】と言われるパターンとなり，最後には【⓫平坦，てんかん，弱い】脳波となる．

3) BISモニターでは，EMG，SR，BIS値などの数値と脳波【⓬　　　　　　】を併せて見ることにより，大脳皮質の活動状況がわかる．また，全静脈麻酔（TIVA）ではBISモニターにより【⓭　　　　　　　】が減少することが知られている．

4) BIS値は【⓮　　　　　　　】～【⓯　　　　　　　　】，PSi値は【⓰　　　　　　　】～【⓱　　　　　　　】）が全身麻酔における推奨値である．

5) EMGは【⓲心電図，筋電図，脳磁図】成分を表し，EMGが表示された場合にはBIS値が【⓳低く，高く】表示される．

6) 適切な全身麻酔管理時には，【⓴　　　　　　　】＝（spindle wave）：10～12Hzの波が0.5～2秒ほど連続して観察される．

7) 処理脳波の使用は【㉑　　　　　　　】使用量の節減，【㉒導入，覚醒】までの時間の短縮，【㉓　　　　　　　】滞在期間の短縮などに有用であることが報告されている．

■ BISモニター，SedLineモニター

BISモニターやSedLineモニターに関する説明文について，正しいものには○，誤っているものには×で答えなさい．

❶ 【　】BISモニターのセンサーは，正中をまたぐように貼り付ける．

❷ 【　】BISモニターのセンサーは，はじめに真ん中を5秒間押さえた後にまわりを貼り付ける．

❸ 【　】BIS値は，0～100の数値をとり，全身麻酔中には30～60が推奨される．

❹ 【　】BISモニターのEMGは，70～110Hzの周波数の波をdB表示したもので，これが上昇するとBIS値は高くなる．

❺ 【　】BISモニターのSRは，直近30秒間で，脳波が出なかった割合（％）を示している．

❻ 【　】BISモニターのSQIは，信号の信頼度を表示し50％以下になるとBIS値が白抜き文字で表示される．

❼ 【 】BIS値が，20を表示したときには，深い麻酔状態や脳機能の低下を疑う.

❽ 【 】SedLineモニターのセンサーは，正中をまたぐように貼り付ける.

❾ 【 】SedLineモニターは，真ん中のセンサーを手のひらで押さえ貼付した後，左右のセンサーを貼り付ける.

❿ 【 】PSi値は，0～100の数値をとり，全身麻酔中には40～60が推奨される.

⓫ 【 】SedLineモニターのEMGは，筋電図の混入を表現したもので，これが上昇するとPSi値は高く表示される.

⓬ 【 】SedLineモニターのSRは，直近30秒間で，脳波が出なかった割合（%）を示している.

⓭ 【 】SedLineモニターのDSA（density spectral array）は，脳波波形を周波数別に色分け表示したものである.

⓮ 【 】PSi値が，表示されないときには，深い麻酔状態や脳機能の低下を疑う.

■ 術中覚醒

術中覚醒に関する説明文について，正しいものには○，誤っているものには×で答えなさい.

❶ 【 】術中覚醒とは，潜在記憶に術中の記憶が刻み込まれた状態を言う.

❷ 【 】術中覚醒の発生頻度は，教科書的には1～2%程度である.

❸ 【 】術中覚醒を起こした症例の約7%がPTSDを発症する.

❹ 【 】ハイリスク症例では，術中覚醒の発生頻度は約10倍である.

❺ 【 】術中覚醒の成因は，薬剤の投与ミスや機器トラブル，浅麻酔，麻酔薬の必要量増大である.

❻ 【 】覚醒している状態で，筋弛緩薬が効いているとPTSDを発症しやすい.

❼ 【 】浅麻酔の徴候として，流涎，縮瞳がある.

❽ 【 】術中覚醒のハイリスク因子には，オピオイド長期使用患者がいる.

❾ 【 】女性や若年者は，術中覚醒のハイリスク因子にはならない.

18日目 術前診察とリスク評価・絶飲食

- 術前の患者の特有な問題点（術前合併症を含む身体的・精神的問題点）について理解する
- 手術時や術後の患者や手術手技，体位，麻酔による問題点を把握する
- 術後の合併症や偶発症（危機的合併症）の予測について学ぶ
- 手術の延期を考慮すべき状態について理解する
- 術前の絶飲食の考え方を理解する

参照 「麻酔科研修チェックノート 改訂第7版」第2章-2, 4, 5

学習のチェックポイント

☐ 患者自身の保有する問題点は，**カルテチェック（既往歴，現病歴，常用薬）**，**問診，医療面接**を行い，既往歴として把握する．アレルギーを聞き漏らしてはならない．また，麻酔に特有な悪性高熱症は，問診からわかることがある．

☐ AMPLEヒストリーは，緊急手術での診察では重要である．
①Allergy：アレルギー，②Medication：服薬状況，③Past illness, Pregnancy：既往歴と妊娠，④Last meal：最終飲食（緊急手術），⑤Events：事故状況（緊急手術）．

☐ METs（表1）やASAクラス分類（表2）などを用いて現在の全身状態をスコア化する．

表1 **METs（Metabolic Equivalent）**
運動別の消費エネルギー量が安静時の何倍かを示す．4METs以上あれば小手術は耐えうると判断．

1.05×体重（kg）×METs数×運動時間（hr）＝消費エネルギー（kcal）
3METs 普通歩行（4 km/h），軽い筋トレ，バレーボール
4METs 速歩（6.4 km/h），ゴルフ，自転車，ボーリング，階段3階まで楽に昇る
6METs 軽いジョギング，エアロビクス，階段昇降
8METs ランニング，水泳，重い荷物を運ぶ
良好：7METs超，中等度：4〜7METs，低下：4METs未満

表2 ASAクラス分類

ASA PS分類	定義	成人例 (これ以外もある)
ASA I	健常な患者	健康な患者，非喫煙者，アルコールなしかごくわずかを飲む
ASA II	軽度の全身疾患をもつ患者	実質的な機能制限のない軽度の疾患．現在の喫煙者，飲酒する人，妊娠，肥満（30 < BMI < 40），コントロールされた糖尿病/高血圧，軽度の肺疾患
ASA III	重度の全身疾患をもつ患者	実質的な機能制限：1つ以上の中等度から重度の疾患．コントロール不良の糖尿病や高血圧，COPD，病的肥満（BMI ≧ 40），活動性肝炎，アルコール依存症または乱用，埋め込み型ペースメーカー，中等度のEF低下，定期的に透析を受けている末期腎障害，心筋梗塞（3カ月以上前），脳血管疾患，TIA，冠動脈疾患/ステントの既往歴
ASA IV	常に生命を脅かす重度の全身疾患をもつ患者	最近（3カ月未満）の心筋梗塞，脳血管障害，TIA，または冠動脈疾患/ステント，進行中の心筋虚血または重度の弁機能不全，重度の駆出率低下，ショック，敗血症，DIC，急性呼吸器疾患，または定期的に透析を受けていない末期腎障害
ASA V	手術をしなければ生存が見込めない患者	腹部/胸部動脈瘤破裂，重篤な外傷，mass effectを伴う頭蓋内出血，重度の心疾患または多臓器/系統的障害を伴う虚血性腸疾患
ASA VI	脳死患者が，ドナー目的で臓器を摘出する場合	＿＿＿＿＿＿＿

＊妊娠は病気ではないが，出産時の生理状態は非妊娠時と大きく異なるため，合併症のない妊婦はASA IIとする
＊＊緊急手術はこれにEをつける．
ASA：American Society of Anesthesiologists（米国麻酔学会）https://www.asahq.org/standards-and-guidelines/asa-physical-status-classification-system ASA Physical Status Classification System. Last Amended：December 13, 2020（original approval：October 15, 2014）より作成.

小児例 （これ以外もある）	産科例 （これ以外もある）
健康（急性または慢性疾患なし），年齢相応の BMI ％	
症状のない先天性心疾患，コントロールされた不整脈，安定した喘息，コントロールされたてんかん，非インスリン依存性糖尿病，年齢に対するBMI異常，軽度/中等度のOSA，寛解している腫瘍状態，軽度の制限がある自閉症	正常な妊娠*，十分にコントロールされた妊娠性高血圧，重度の徴候のないコントロールされた子癇前症，食事療法でコントロールされた妊娠性糖尿病
未治療でも不変の先天性心疾患，喘息の増悪，コントロール不良のてんかん，インスリン依存性糖尿病，病的肥満，栄養失調，重度のOSA，腫瘍状態，腎不全，筋ジストロフィー，囊胞性線維症，臓器移植歴，脳・脊髄奇形，症候性水頭症，60週未満の未熟児PCA，重度の制限を伴う自閉症，代謝性疾患，困難気道，長期の非経口栄養，正期産乳児＜生後6週間	重度の子癇前症，合併症をもつか大量にインスリンが必要な妊娠糖尿病，抗凝固療法を必要とする血栓性疾患
症状のある先天性心疾患，うっ血性心不全，未熟児の活動的な後遺症，急性低酸素性虚血性脳症，ショック，敗血症，DIC，自動植込み型除細動器，人工呼吸器依存状態，内分泌疾患，重度の外傷，重度の呼吸困難，進行した腫瘍状態	HELLPや他の有害事象をもつ重度の子癇前症，EF＜40の周産期心筋症，後天性または先天性の未治療/非代償性心疾患
大規模な外傷，mass effectを伴う頭蓋内出血，ECMOを必要とする患者，呼吸不全または停止，悪性高血圧，非代償性うっ血性心不全，肝性脳症，虚血性腸疾患または多臓器/系統的不全	子宮破裂
————————	————————

□ 手術延期を考慮すべき条件

　①風邪や気管支炎などの症状，高熱が見られるとき．

　②手術や麻酔に不都合な病気が新たに発見されたとき．

　③全身状態が変化して麻酔が危険だと判断されたとき．

□ 麻酔管理上で必要な患者診察：頭頸部，開口，気道の診察．

□ マスク換気困難の予測因子（MOANS，表3）

表3　マスク換気困難の予測因子（MOANS）

M	Maskフィット（シールが難しい．顔面外傷，あごひげなど）
O	ObesityやObstruction（肥満や妊婦，気道閉塞）
A	Age55歳以上（コンプライアンス低下や上気道の筋緊張増加）
N	No teeth（歯がないのでマスクフィットしにくい）
S	Stiff lung or chest wall（肺や胸郭が硬い）

https://www.jems.com/patient-care/airway-respiratory/prehospital-
management-of-difficult-airways/

□ 挿管困難の予測（LEMONの法則）

[Look Externally]

- <u>外表面を観察</u>：髭，義歯，顔面の外傷，肥満などの有無を観察する．

- 3-3-2ルール：①開口が3横指，②おとがい-舌骨間距離が3横指，③口腔底-甲状軟骨距離が2横指以上あるかを観察する（図1）．

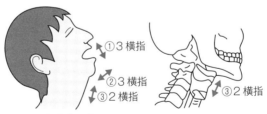

図1　3-3-2ルール

（「やさしくわかる！麻酔科研修」（讃岐美智義／著），p.88，学研メディカル秀潤社，2015，より引用）

[Mallampati Classification：マランパチ分類]

- Class 3以上で喉頭展開困難であると予想される．

[Obstruction：気道閉塞]

- 炎症，外傷，腫瘍，舌肥大などによる上気道閉塞の有無を確認する．

[NeckMobility：頸部の可動性]

- 外傷や頸椎疾患による可動制限の有無を確認する．頸椎が固定されていないか，前屈，後屈ができるかが鍵である．**Delilkan**サインが役に立つ．

□ その他麻酔計画を立てるうえで診察するポイント

①聴力や視力障害

②意思疎通が十分か，不安があるか

③出血傾向

④脊椎の変形と穿刺時の体位，神経ブロック部位の確認（脊椎麻酔，硬膜外麻酔，ブロック予定症例）

⑤手背や前腕に静脈確保が可能かどうか

⑥四肢の知覚障害と運動麻痺，関節の屈曲進展障害（手術体位に支障はないか）

⑦消毒薬や絆創膏アレルギー

⑧アレンテスト（観血的動脈圧測定）

⑨感染症のチェック（HB，HC，HIVなど）

□ 絶飲食時間は，摂取物の種類により異なる（表4）．

表4　術前絶飲食時間 [1)~3)]

摂取物	絶飲食（時間）
清澄水（せいちょうすい）	2
母乳	4
人工乳，牛乳	6
固形物（軽食）	6
固形物（脂質や肉類）	8

軽食：トーストと清澄水を飲む程度の食事．
脂質や肉類：揚げ物，脂質を多く含む食べ物，肉の場合

□ 8時間以降もフルストマックと考えられる患者．

①救急患者：特に，外傷患者

②意識障害があり病歴，食事の状況がわからない患者

③腸閉塞，イレウス，胃切除後，食道裂孔ヘルニアなど消化管に異常がある患者

④腹腔内の巨大腫瘍（卵巣腫瘍など）

⑤大量の腹水　　⑥妊婦　　⑦重症糖尿病　　⑧透析患者

■ 手術の延期

手術の延期を考慮すべき条件を説明した文章で，正しいものは○，誤っているものは×で答えなさい．

❶ 【　　　】手術前日に腋窩温で38.5℃に発熱したが，解熱剤でおさまったので上級医には報告しなかった．

❷ 【　　　】術前診察で，労作時の胸痛を認める問診を得たので，術前精査のために手術を延期した．

❸ 【　　　】手術室入室直前の喘息発作により空気呼吸でSpO_2 85％であったが，本人の希望で手術を行うことにした．

❹ 【　　　】キウイフルーツとバナナのアレルギー問診を得たので，麻酔を全身麻酔から区域麻酔に変更した．

❺ 【　　　】整形外科で大腿骨骨折の患者が，体位変換後にSpO_2が80％以下になったが，酸素投与で90％になったので予定通り観血的整復手術を行うことにした．

❻ 【　　　】手術前日までワーファリンを内服していたことが判明したが，血液凝固には異常がなかったので麻酔科医や執刀医には伝えなかった．

❼ 【　　　】DESステントが挿入されて6週以内なので，アスピリンを中止せずに手術を行う計画にした．

◼ ASA 術前状態分類

ASA 術前状態分類の内容の説明文に対応する，ASA クラスを答えなさい.

❶ 【　　　】予定手術で，軽度糖尿病，本態性高血圧症，貧血，BMI35，おちついている気管支炎.

❷ 【　　　】予定手術で，鼠径ヘルニアあるいは子宮筋腫などがあるが，他の点では健康な患者.

❸ 【　　　】緊急手術で脳死患者.

❹ 【　　　】緊急手術で，動脈瘤の破裂で高度のショック状態に陥っている患者. 脳腫瘍があって急速に脳圧が上昇している患者. 広範な腸管虚血のあるもの.

❺ 【　　　】予定手術で，重症糖尿病で血管病変を伴うもの. 肺機能の中〜高度障害. 狭心症またはいったん治癒した心筋梗塞.

❻ 【　　　】緊急手術でAHAの心疾患分類3に属するもの. 肺，肝，腎，内分泌疾患の進行したもの. 進行した腫瘍状態.

◼ METs

次に挙げる運動の種類が何METsに相当するか数値で答えなさい.

❶軽いジョギング　【　　】　❷ランニング　【　　】
❸4 km/ 時の歩行　【　　】　❹ゴルフ：カート使う　【　　】
❺水泳　【　　】　❻軽い筋トレ　【　　】
❼6 km/ 時の速歩　【　　】　❽階段昇降　【　　】
❾重い荷物を運ぶ　【　　】　❿自転車　【　　】
⓫階段で2階まで昇る　【　　】　⓬サイクリング（約20km/ 時）【　　】
⓭エアロビクス　【　　】　⓮ボーリング　【　　】
⓯農作業　【　　】　⓰山登り　【　　】
⓱庭の手入れ　【　　】　⓲柔軟体操　【　　】
⓳犬の散歩　【　　】　⓴ゴルフ：練習場　【　　】

■ 気管挿管困難とマスク換気困難

気管挿管困難の予測に関する患者診察（LEMONの法則）とマスク換気困難の予測因子の説明文について，当てはまる語句を選択肢から1つまたは複数選びなさい．

1) Look Externally：外表面では，【❶ひげ，義歯，顔面の外傷，肥満】などの有無を観察する．また，3-3-2ルールとは，【❷開口，おとがい-舌骨間距離，口腔底-甲状軟骨距離】が3横指，【❸開口，おとがい-舌骨間距離，口腔底-甲状軟骨距離】が3横指，【❹開口，おとがい-舌骨間距離，口腔底-甲状軟骨距離】が2横指以上あるかを観察する（図1）．

2) Mallampati Classification：マランパチ分類は，クラス【❺1，2，3，4，5】以上が喉頭展開困難と予測される．

3) Obstruction：気道閉塞では，【❻顔面，頸部，下顎】の炎症，外傷，腫瘍，【❼舌，末端，頭部】肥大などによる【❽上気道，鼻腔，気管支】閉塞の有無を確認する．

4) NeckMobility：頸部の可動性では，【❾副鼻腔疾患，外傷】や【❿頸椎，頭蓋内，副鼻腔】疾患による可動制限の有無を確認する．【⓫頸椎，下顎】が固定されていないか，前屈，後屈ができるかが鍵である．

5) マスク換気困難の予測因子の表に当てはまる語句⓬～㉑を答えなさい．

Maskフィット	【⓬　　　】が難しい，【⓭　　　】外傷，【⓮　　　】ひげなど
ObesityやObstrucion	肥満や【⓯　　　】，【⓰　　　】閉塞
Age【⓱　　　】歳以上	コンプライアンスの低下や上気道の筋緊張増加
No teeth	【⓲　　　】がないので【⓳　　　】フィットしにくい
Stiff lung or chest wall	【⓴　　　】や【㉑　　　】が硬い

■ 麻酔計画

麻酔計画を立てるうえでの診察ポイント（気道以外）について空欄に当てはまる語句を書きなさい.

1) 【❶　　　　　　　　　】や視力障害.

2) 意思疎通が十分か，【❷　　　　　　　　　】があるか.

3) 【❸　　　　　　　　　】傾向.

4) 【❹　　　　　　　　　】の変形と穿刺時の【❺　　　　　　　　　】，【❻　　　　　　　　　】の確認（脊椎麻酔，硬膜外麻酔，ブロック予定症例）.

5) 手背や前腕に【❼　　　　　　　　　】確保が可能かどうか.

6) 四肢の【❽　　　　　　　　　】障害と【❾　　　　　　　　　】麻痺，【❿　　　　　　　　　】の屈曲進展障害（手術体位に支障はないか）.

7) 【⓫　　　　　　　　　】薬や【⓬　　　　　　　　　】アレルギー.

8) 【⓭　　　　　　　　　】テスト（観血的動脈圧測定）.

9) 【⓮　　　　　　　　　】症のチェック.

■ 絶飲食指示

麻酔導入時の嘔吐や誤嚥を予防するために絶飲食指示が必要である．摂取物ごとの絶飲食時間を答えなさい.

摂取物	絶飲食（時間）
清澄水（せいちょうすい）	【❶　　　】時間
母乳	【❷　　　】時間
人工乳・牛乳	【❸　　　】時間
固形物（軽食）	【❹　　　】時間
固形物（脂質や肉類）	【❺　　　】時間

軽食：トーストと清澄水を飲む程度の食事.
脂質や肉類：揚げ物，脂質を多く含む食べ物，肉の場合.

■ フルストマック患者

固形物（脂質や肉類）の絶飲食時間以上経ってもフルストマック（胃内容が残存している）として対処すべき症例のリストについて，空欄に当てはまる語句を書きなさい.

1) 【❶　　　　　　　】特に，外傷患者.

2) 【❷　　　　　　　】があり病歴，食事の状況がわからない患者.

3) 【❸　　　　　　】【❹　　　　　　　】【❺　　　　　　】【❻　　　　　　　】
   など消化管に異常がある患者.

4) 腹腔内【❼　　　　　　　】腫瘍（卵巣腫瘍など）.

5) 大量の【❽　　　　　　】.

6) 【❾　　　　　　】.

7) 重症【❿　　　　　　】.

8) 【⓫　　　　　　】.

文献

1) 公益社団法人日本麻酔科学会 術前絶飲食ガイドライン（2012年7月12日）
2) Eur J Anaesth, 28（8）: 556-569, 2011
3) Anesthesiology, 114（3）: 495-511, 2011

19日目

術前中止 / 継続薬

学習目標

● 術前に内服している薬剤の休止と継続を見極める

参照 『麻酔科研修チェックノート 改訂第7版』第2章-5

✓ 学習のチェックポイント

□ 術前に各診療科から処方されている薬剤は，基礎疾患に対して処方されているため，周術期の中断の判断は，処方医にも確認するものがある．

□ 原則は内服継続であるが，周術期管理のために休止すべき薬剤をチェックする（表1）．

□ 薬剤の作用と休止時期，休止理由をあわせて学習する．代替えが必要な場合もある．

□ **休止する薬剤**

- ［手術予定日以前より］抗血小板薬，抗凝固薬，向精神薬（三環系抗うつ薬，SSRI，MAO阻害薬，炭酸リチウム，フェノチアジン系），ジギタリス製剤，サプリメント，経口避妊薬，エストロゲン製剤，**経口糖尿病薬（SGLT2阻害薬とビグアナイド系薬剤）**．

- ［手術当日］**経口糖尿病薬**（SGLT2阻害薬とビグアナイド系薬剤以外），**ARBとACE阻害剤**．

□ **継続する薬剤**

- 降圧薬（ARBとACE阻害剤をのぞく），抗不整脈薬，冠血管拡張薬，気管支拡張薬，抗てんかん薬，抗パーキンソン薬，抗甲状腺薬，インスリン，チラーヂン®，ステロイド．

□ ステロイドは，周術期はステロイドカバーが必要になる．

□ 冠動脈ステント患者（薬剤溶出性ステント）では，アスピリンは内服したまま手術を行うことが多い．DAPT症例は，アスピリンのみにする．

表1　おもな抗血栓薬と中止目安

分類	商品名	一般名	中止目安	作用機序
抗血小板薬 (不可逆的)	プラビックス® パナルジン® エフィエント®	クロピドグレル チクロピジン プラスグレル	10～14日	cAMP 増加 (P2Y12 阻害)
	バファリン®81 バイアスピリン®	アスピリン	7～10日	TXA_2 合成抑制
	タケルダ®*1	アスピリン＋PPI		
	コンプラビン®*2	アスピリン＋ クロピドグレル	10～14日	上記2つの組み合わせ
抗血小板薬 (可逆的)	エパデール®	EPA	7～10日	TXA_2 産生抑制 TXA_3 合成促進
	プレタール®	シロスタゾール	4日	cAMP 増加
	ペルサンチン®	ジピリダモール	2日	cGMP 増加
	ドルナー® プロサイリン®	ベラプロスト Na	1日	PGI_2 誘導体
	オパルモン® プロレナール®	リマプロスト		PGE_1 誘導体
	アンプラーグ®	サルポグレラート		5-HT_2 阻害
	カタクロット® キサンボン®	オザグレル Na		TXA_2 選択的阻害
	ロコルナール®	トラピジル		TXA_2 抑制
	コメリアン®	ジラゼプ		ホスホリパーゼ活性抑制
抗凝固薬 (可逆的)	ワーファリン	ワルファリン	4日	ビタミンK依存性凝固 因子阻害
	ヘパリンNa注	未分画ヘパリン	6時間	AT Ⅲ の Xa 阻害
	フラグミン®	ダルテパリン	1日	
	クレキサン®	エノキサパリン	1日	
	オルガラン®	ダナパロイド	2日	
抗凝固薬 (不可逆的)	プラザキサ®	ダビガトラン	2日	抗トロンビン
	イグザレルト®	リバーロキサバン	1～2日	Xa 阻害
	リクシアナ®	エドキサバン		
	エリキュース®	アピキサバン	2～4日	
	アリクストラ®	フォンダパリヌクス	2日	

*1 アスピリン100 mg＋タケプロン®（PPI）の合剤　*2 アスピリン100 mg＋プラビックス®の合剤

■ 抗血小板薬，抗凝固薬の術前の休止

抗血小板薬，抗凝固薬の術前の休止に関する内容の説明文について，当てはまる語句を選択肢から1つ選びなさい．空欄には当てはまる語句を書きなさい．

1) ワーファリンは，【❶PT-INR，APTT】でモニタリングし，【❷ビタミンK，プロタミン】で拮抗できる．拮抗できない場合には，【❸血小板，FFP，RBC】を投与する．

2) ヘパリン，プラザキサ® は【❹PT-INR，APTT】でモニタリングする．ヘパリンは【❺ビタミンK，プロタミン，イダルシズマブ】で拮抗，プラザキサ® は【❻ビタミンK，プロタミン，イダルシズマブ】で拮抗できる．

3) フラグミン®，クレキサン® は【❼高分子，低分子】ヘパリンである．【❽PT-INR，APTT】は延長しにくい．

4) 抗血小板薬や抗凝固薬の中止が難しい場合，半減期の【❾短い，長い】ヘパリンに変更して継続する．手術【❿2，4，6，12】時間前まで投与を継続し，【⓫ACT，血小板数，出血時間】をチェックして手術に臨む．

5) 【⓬　　　　　　　　】ステントが留置されている場合，【⓭　　　　　　　　】を中止すると血栓を生じて突然死する可能性もあるため，内服したまま手術を行うことがある．

■ その他の術前休止薬

抗血小板薬，抗凝固薬以外の術前の休止薬に関する内容の説明文について，当てはまる語句を選択肢から1つ選びなさい．空欄には当てはまる語句を書きなさい．

1) **経口糖尿病薬**：手術当日は休止．食事をしない場合に投与すると，【❶高血糖，低血糖】になる．

2) **三環系抗うつ薬（アミトリプチリン，イミプラミン，デシプラミン）**：麻酔作用を【❷増強，減弱】する．可能ならば【❸　　　　】週間前に休止する．

3) **MAO阻害薬（サフラ）**：【❹　　　　　　　　】刺激薬の投与で，高血圧，【❺　　　　　　　　】，【❻　　　　　　　　】の可能性がある．特に，【❼　　　　　　　　】との併用は禁忌である．可能ならば【❽　　　　】週間前に休止する．

4) **炭酸リチウム**：【❾　　　　　　　】抑制作用，筋弛緩作用の【❿増強，減弱】の可能性がある．可能ならば【⓫　　　】週間前に休止する．

5) **フェノチアジン系**：【⓬突然死，窒息死，興奮状態】の報告がある．心電図の【⓭　　　　　　　】延長に注意する．

6) **ジギタリス製剤**：心臓手術では経口薬は【⓮　　　】時間前に休止．非心臓手術では【⓯　　　】時間前に休止する．上室性頻拍の抑制に用いられている場合には，手術当日まで継続．

7) **ARB，ACE阻害剤**：麻酔導入時の【⓰　　　　　　　】を起こしやすいため，手術当日は中止する．

■ 継続薬

継続薬に関する内容の説明文について，当てはまる語句を選択肢から1つ選びなさい．空欄には，当てはまる語句を書きなさい．

1) **降圧薬（ARBとACE阻害剤以外）**：β遮断薬は，急激に中止すると【❶　　　　　　　】を起こすため継続．麻酔導入時の【❷　　　　　　　】や【❸　　　　　　　】に注意する．貼付剤【❹　　　　　　　】®やβ1遮断薬への変更もある．**利尿薬**は，低【❺Na，Ca，K】血症に注意する．また，【❻　　　　　　　】が増加し，輸液の指標にならない．

2) **抗不整脈薬**：基本的には継続．**ジギタリス製剤**も【❼　　　　　　　】抑制目的では継続．

3) **冠血管拡張薬**：経口製剤を，【❽　　　　　　　】®や【❾　　　　　　　】®などの貼付剤に変更することもある．

4) **気管支拡張薬**：状況により【❿　　　　　　　】濃度を測定しつつ継続．貼付剤【⓫　　　　　　　】®に変更することもある．

5) **抗てんかん薬**：必要なら薬物血中濃度を測定する．全身麻酔時の【⓬　　　　　　　】の作用時間を短縮するため注意．

6) **抗パーキンソン薬**：中止によりパーキンソン症状，【⓭　　　　　　　】，【⓮　　　　　　　】が出る．術後も早期に再開する．

7) **抗甲状腺薬**：【⓯　　　　　　　】機能検査をチェックしながら継続．

8) **補充療法**：インスリンは，扱いやすい【❶超速効型，即効型，混合型，中間型，持効型溶解】インスリンに変更する．原液は，1mLあたり【❶　　　　】単位であるため，持続静注する場合は，希釈して用いる．**チラーヂン®**は継続．**ステロイド**は継続．ステロイド投与患者ではフィードバックによりACTHが放出されないため，手術ストレス時にも自前のステロイドが出にくい．術中，術後には，静注薬でステロイドを補う【❶　　　　　　　　】を行う必要がある．

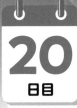

20日目 手術室退室基準と術後指示

参照 『麻酔科研修チェックノート 改訂第7版』 第3章-3, 4

学習目標

● 手術室退室基準を理解する
● 術後指示のチェックポイントを理解する

✓ 学習のチェックポイント

☐ **手術室退室基準**：表1に手術室から退室するときの評価を示す.

☐ **Modified Aldreteスコア**：具体的な退室基準としてModified Aldreteスコア（表2）がある．もとは外来手術のスコアであるが，現在では入院患者の手術室退室基準として使用される.

表1　**手術室退室基準**

☐意識	☐痛み，悪心・嘔吐
・昏睡（resedationなど）ではない ・著しい興奮状態ではない ・簡単な命令に従える	・痛みが許容範囲 ・悪心・嘔吐が許容範囲
☐呼吸	☐体温とシバリング
・抜管されている ・気道閉塞がない ・気道反射が保たれている ・$SpO_2 \geqq 96$％（O_2投与下） ・呼吸数 $\geqq 8$ ・呼吸音に問題がない	・深部温　36.0℃以上 ・シバリングなし
☐循環	☐区域麻酔の効果
・術前血圧の±30％以内 ・心拍数，不整脈がない ・ドレーン，出血に問題なし	・麻酔域（運動および感覚）が許容範囲 ・硬膜外カテーテルから局所麻酔をボーラス投与して30分以上経過

※特に，腰部以上の硬膜外であれば膝立や足首の動きを確認すること.
「やさしくわかる麻酔科研修」（讃岐美智義 著），p.254-258，学研メディカル秀潤社，2015より引用.

表2　Modified Aldreteスコア

	項目	スコア
意識レベル	覚醒または見当識あり 軽い刺激で覚醒する 触覚刺激のみに反応する	2 1 0
身体活動	命令で四肢を動かすことが可能 四肢の動きがいくらか弱い 四肢を自発的に動かせない	2 1 0
血行動態	平均血圧が15％未満の変化 平均血圧が15～30％の変化 平均血圧が30％より大きい変化	2 1 0
呼吸	深呼吸が可能 咳ができるが頻呼吸 弱い咳しかできず呼吸困難	2 1 0
酸素飽和度	$SpO_2 > 90$（空気呼吸） 酸素投与を必要とする 酸素投与を行っても90％未満	2 1 0
術後疼痛	痛みがないか軽い不快感 静注鎮痛薬により中等度から高度の痛みをコントロール 頑固な強い痛み	2 1 0
術後嘔気	ないか軽度の吐気 一過性の嘔気 持続する中等度から高度の悪心・嘔吐	2 1 0

合計14点満点，12点以上が必要（White PF, Song D. New criteria for fast-tracking after outpatient anesthesia: A comparison with the modified Aldrete's scoring system. Anesth Analg, 88 : 1069-1072, 1999より作成）

□ 術後指示は，麻酔中から麻酔後への問題点の申し送りである．術後指示項目には，以下のものがある．

①**酸素投与**（表3）：〔通常〕PaO_2 100 mmHg，SaO_2 95％以上，$PaCO_2$ 50 mmHg以下．
〔COPD〕PaO_2 70～90 mmHg，SaO_2 90％以上，$PaCO_2$ 50 mmHg以下になるように酸素流量を調節する．

②**鎮痛指示**：疼痛の程度を評価して，痛みの強さに見合った鎮痛を提供する．

③**絶飲食の最低継続時刻**：消化管に関連しない手術では必要となる．

④**術後体位**：上半身挙上20°程度のセミファーラー位にする．

⑤**持続投与中の循環作動薬，輸液指示**：シリンジ内の希釈法．「イノバン®2Aを生食で計50 mL」などのように指示する．輸液指示は，手術担

当科で術後輸液を出さない場合に必要.

⑥**その他**：術中イベントに関連した指示を出す. 術後モニター（心電図, パルスオキシメータなど）なども必要.

表3 **酸素流量とF$_{IO_2}$想定値**

経鼻カニューレ	O$_2$流量（L/分）	1	2	3	4	5	6
	F$_{IO_2}$（%）	24	28	32	36	40	44

酸素マスク	O$_2$流量（L/分）	5〜6		6〜7		7〜8	
	F$_{IO_2}$（%）	40		50		60	

リザーバー付マスク	O$_2$流量（L/分）	6	7	8	9	10
	F$_{IO_2}$（%）	60	70	80	90	99

ドリル①

手術室退室基準について, 一般病棟に退室させてもよい項目には○, さらに観察を要する項目には×で答えなさい.

■ 意識

❶ 【　　】生年月日が言える.

❷ 【　　】疼痛刺激でのみ開眼する.

❸ 【　　】離握手ができない.

■ 呼吸

❶ 【　　】抜管したが, いびきをかく.

❷ 【　　】咳ができない.

❸ 【　　】SpO$_2$＝96（酸素マスク5L/分）.

❹ 【　　】呼吸数＝8.

❺【　　　】深吸気ができる.

❻【　　　】呼吸パターンが不規則.

■ 循環

❶【　　　】術前血圧　150/90→　術後血圧　90/60.

❷【　　　】術前心拍数　87→術後心拍数120.

❸【　　　】ドレーンからの出血が1時間で100 mL.

❹【　　　】尿量が0.5 mL/時.

■ 痛み，悪心・嘔吐

❶【　　　】痛みがあるが，鎮痛薬を欲しない.

❷【　　　】一過性に嘔気があったが，今はおさまっている.

❸【　　　】持続的に嘔吐している.

■ 体温とシバリング

❶【　　　】シバリングがあったがおさまった.

❷【　　　】膀胱温が35.5℃.

■ 区域麻酔の効果

❶【　　　】硬膜外カテーテルから局所麻酔を5分前にボーラス投与した.

❷【　　　】胸部硬膜外注入を行っている患者が，膝立ができない.

❸【　　　】脊髄くも膜下麻酔を行った患者の足首が動かない.

ドリル②

Modified Aldrete Score の空欄に当てはまる語句を語群から選んで答えなさい. 2回使用する語句や使用しない語句もある.

> **語群** 意識, 見当識, 認識, 軽い, 中等度, 高度, 触覚, 疼痛, 自発的, 他動的, 命令, 通常の呼吸, 深呼吸, 10, 15, 20, 25, 30, 50, 75, 80, 90, 95, 酸素投与, 酸素マスク, 経鼻カニュラ, 酸素投与, 軽度から中等度, 中等度から高度, 一過性, 持続する

	項目	スコア
意識レベル	覚醒または【❶　　　　　　】あり 【❷　　　　】刺激で覚醒する 【❸　　　　】刺激のみに反応する	2 1 0
身体活動	【❹　　　　　】で四肢を動かすことが可能 四肢の動きがいくらか弱い 四肢を【❺　　　　　】に動かせない	2 1 0
血行動態	平均血圧が【❻　　　　】％未満の変化 平均血圧が【❼　　　　】〜【❽　　　　】％の変化 平均血圧が【❾　　　　】％より大きい変化	2 1 0
呼吸	【❿　　　　　　】が可能 咳ができるが頻呼吸 弱い咳しかできず呼吸困難	2 1 0
酸素飽和度	SpO$_2$＞【⓫　　　　】（空気呼吸） 【⓬　　　　　】を必要とする 【⓭　　　　　】を行っても【⓮　　　　】％未満	2 1 0
術後疼痛	痛みがないか軽い不快感 静注鎮痛薬により【⓯　　　　　　】の痛みをコントロール 頑固な強い痛み	2 1 0
術後嘔気	ないか軽度の吐気 【⓰　　　　　】の嘔気 【⓱　　　　　】中等度から高度の悪心・嘔吐	2 1 0

合計14点満点, 12点以上が必要（White PF, Song D. New criteria for fast-tracking after outpatient anesthesia: A comparison with the modified Aldrete's scoring system. Anesth Analg, 88 : 1069-1072, 1999 より作成）

ドリル③

術後指示に関する内容の説明文の空欄に当てはまる語句を語群から選んで答えなさい. 2回使用する語句や使用しない語句もある.

> **語群** 流量, 濃度, 経鼻カニュラ, リザーバー付きマスク, 低, 高, 組成, 設定, 開始, 中止, 1, 2, 3, 4, 心電図, 自動血圧計, パルスオキシメータ, カプノメータ, 脳波, スパイロメータ, 酸素, 二酸化炭素, 食欲, 腸管蠕動, セミファーラー, トレンデレンブルグ, 水平, 10, 20, 30

項目	指示内容と解説
1. 酸素投与	酸素【❶　　　　　】とマスク・【❷　　　　　　　】・【❸　　　　　　　】の別, 継続時間. 全身麻酔薬やオピオイド使用後の【❹　　　　　　】酸素予防が目的. ※ COPDでは酸素濃度が高すぎると【❺　　　　　　】が蓄積するので, 酸素【❻　　　　】に注意.
2. 鎮痛	PCAの【❼　　　　　】や【❽　　　　　　】, PCA【❾　　　　　　】時刻, PCA無効時の指示.
3. 絶飲・絶食の継続指示	全身麻酔後では, 最低【❿　　　】時間後から飲水可能だが, 麻酔薬や気管挿管の影響を考慮して指示を出す. 消化管の手術以外では, 【⓫　　　　　　】が確認できれば食事開始.
4. 術後体位	呼吸を考えれば【⓬　　　】度程度の【⓭　　　　　】位とする.
5. 術後モニター	必要ならば, モニターの三種の神器:【⓮　　　　　】【⓯　　　　　　】 【⓰　　　　】などの継続時間.
6. 持続投与中の循環作動薬や輸液	循環作動薬の継続指示. 術後輸液の指示.

酸素投与のF_{IO_2}の想定値を答えなさい.

■ 鼻カニューレまたは経鼻カテーテル

O_2流量(L/分)	1	2	3	4	5	6
F_{IO_2}(%)	❶	❷	❸	❹	❺	❻

■ 酸素マスク

O_2流量(L/分)	5〜6	6〜7	7〜8
F_{IO_2}(%)	❶	❷	❸

■ リザーバー付きマスク

O_2流量(L/分)	6	7	8	9	10
F_{IO_2}(%)	❶	❷	❸	❹	❺

索 引
index

和文

参照書籍紹介

大好評のロングセラー

「麻酔科研修20日ドリル」と「麻酔科研修チェックノート 改訂第7版」
を併用することで，より実践的な力を身につけられます.
ドリルの各単元冒頭にチェックノートの参照先を示していますので，
ご活用ください.

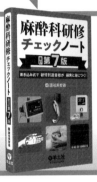

麻酔科研修
チェックノート
改訂第7版

書き込み式で 研修到達目標が 確実に身につく！

著 讃岐美智義

■ 定価3,960円(本体3,600円+税10%) ■ B6変型判 ■ 477頁 ■ ISBN 978-4-7581-0576-7

目 次

著者プロフィール

青山和義 (Aoyama Kazuyoshi)

北九州総合病院 麻酔科，副院長

1987 年 産業医科大学医学部卒業.

卒後から一般病院，大学病院で麻酔臨床に従事. 気道管理に興味を持ち，気道管理に関する研究成果を国内，海外の雑誌に発表してきた. 今後も気道管理の実践，研究，麻酔教育に情熱を注いでいきたい. 日本麻酔科学会 指導医.

・主な著書：

「見える！できる！気管挿管」（羊土社）

「これならできるファイバー挿管」（メディカル・サイエンス・インターナショナル）

「肺外科手術の麻酔」（羊土社）

讃岐美智義 (Sanuki Michiyoshi)

呉医療センター・中国がんセンター麻酔科科長 / 中央手術部長

1987 年 広島大学医学部卒業. 1987 年 JA 尾道総合病院麻酔科. 1994 年 広島大学大学院医学研究科修了 医学博士，広島大学医学部附属病院手術部助手. 1995 年 広島市立安佐市民病院 麻酔・集中治療科部長／医療情報室長（兼務）. 2004 年 県立広島病院 麻酔・集中治療科医長. 2007 年 広島大学病院麻酔科 講師. 2006 年～現在 東京女子医科大学麻酔科非常勤講師. 2019 年～現在 呉医療センター・中国がんセンター 麻酔科科長 / 中央手術部長. 2019 年～現在 広島大学医学部麻酔蘇生学 客員教授.

・主な著書：

「麻酔科研修チェックノート 改訂第 7 版」（羊土社）

「やさしくわかる！麻酔科研修」（学研メディカル秀潤社）

「改訂版 麻酔科薬剤ノート」（羊土社）

「周術期モニタリング徹底ガイド」（羊土社）

・アプリ：「麻酔と救急のために」（バーズビュー）https://www.birdsview.jp/mtoq

・研究テーマ：周術期とテクノロジー・生体情報解析，研修医・専門医教育

本書は『100倍楽しくなる麻酔科研修30日ドリル』（2015年発行）に加筆修正を加えた改訂版です

麻酔科研修20日ドリル

書き込み式で臨床に役立つ力を身につける！

2022年7月1日　第1刷発行	執　筆	青山和義，讃岐美智義
2024年7月1日　第2刷発行	発行人	一戸裕子
	発行所	株式会社　羊 土 社
		〒101-0052
		東京都千代田区神田小川町2-5-1
		TEL　　03（5282）1211
		FAX　　03（5282）1212
		E-mail　eigyo@yodosha.co.jp
ⓒ YODOSHA CO., LTD. 2022		URL　　www.yodosha.co.jp/
Printed in Japan	組　版	株式会社サンビジネス
ISBN978-4-7581-1123-2	印刷所	日経印刷株式会社

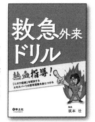
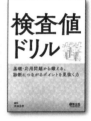
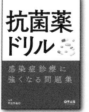
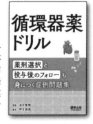

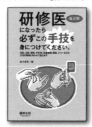
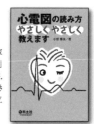
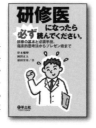
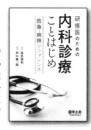

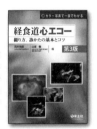
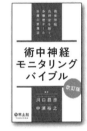
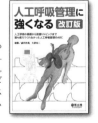
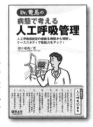

麻酔科研修
20日ドリル
Workbook for anesthesia training

解答&解説

※この別冊は本体から取り外して使用できます

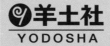
YODOSHA

<table>
<tr><td>1
日目</td><td>全身麻酔の導入・これだけは!
静脈麻酔薬プロポフォール</td></tr>
</table>

(p.20)

❶30秒〜1分，❷5〜15分，❸弛緩，❹閉塞す
る，❺必要，❻抑制，❼必要，❽低下，❾ない，
❿必要，⓫ある，⓬低い，⓭10，⓮50，⓯5，
⓰100，⓱10，⓲120，⓳12，⓴プロポフォー
ル注入症候群（PRIS）

> **解説** ⓬吸入麻酔薬を使用せずに静脈麻酔薬
> のみで麻酔導入・維持を行う麻酔方法を，全静
> 脈麻酔（TIVA：total intravenous anesthesia）
> と言い，プロポフォールの持続静注により麻酔
> の維持が行われる（➡2日目のMEMO③）．TIVAで
> は吸入麻酔法よりもPONVの頻度は低い．

<table>
<tr><td>2
日目</td><td>全身麻酔の維持・これだけは!
**吸入麻酔薬セボフルランとデ
スフルラン**</td></tr>
</table>

(p.25)

❶液体，❷専用，❸気化，❹吸入，❺肺，❻心臓，
❼脳，❽肺を通じて呼気，❾早，❿短い，⓫弛緩，
⓬閉塞する，⓭必要，⓮抑制され，⓯必要，⓰低
下，⓱高い，⓲1.7，⓳1〜3，⓴強，㉑できる，
㉒早い，㉓早い，㉔6，㉕3〜6，㉖高い，㉗多い，
㉘強く，㉙適していない

> **解説** ⓰，㉕デスフルランの濃度を急激に6%
> 以上に上げると，一過性に血圧上昇，心拍数増
> 加が起こる場合がある．

<table>
<tr><td>3
日目</td><td>全身麻酔の導入と維持・これだけは!
**オピオイド：レミフェンタニル
とフェンタニル**</td></tr>
</table>

(p.29)

■ レミフェンタニル

❶強く，❷弱い，❸短く，❹少ない，❺早い，
❻100，❼シリンジポンプ，❽精密持続静注，
❾0.1〜0.5，❿0.1〜0.5，⓫減少，⓬低下，
⓭低下，⓮高い，⓯筋硬直，⓰困難

■ フェンタニル

❶強く，❷弱い，❸ある，❹遅く，❺減少する，
❻ナロキソン，❼低下，❽低下，❾筋硬直，❿困
難，⓫50，⓬50，⓭1，⓮100，⓯2

<table>
<tr><td>4
日目</td><td>**全身麻酔と鎮静**</td></tr>
</table>

(p.34)

● ドリル①

❶○，❷○，❸○，❹○，❺○，❻○，❼○，❽×，
❾×，❿×，⓫○，⓬○，⓭×，⓮×，⓯×，
⓰○，⓱×，⓲○，⓳○，⓴×，㉑○，㉒○

> **解説** ❽ASAの鎮静レベルは4段階．❾最小
> 限の鎮静の目的は，意識をとることではなく，不
> 安をとることである．⓭意識のある鎮静は，中
> 等度の鎮静である．⓮麻酔の有無にかかわらず
> 麻酔科医の監視下になされる全身管理のことを
> MAC（monitored anesthesia care）監視下鎮静
> 管理と言う．⓯鎮静を行うかどうかは関係ない．
> ⓱−5〜＋4の10段階．

(p.35)

● ドリル②

❶○，❷○，❸○，❹○，❺○，❻○，❼○，❽×，
❾○，❿○，⓫○，⓬○，⓭×，⓮×，⓯○

> **解説** ❻非挿管で人工呼吸管理を行わない鎮
> 静で，呼吸抑制が起きれば高二酸化炭素血症と
> なり脳圧亢進につながる．❽❾プロポフォール

麻酔科研修20日ドリル

は小児麻酔には禁忌ではない！が，ICUでの小児の鎮静には禁忌である！

5日目 五感の活用とバイタルサイン

p.38

■ 五感を用いた観察

❶心電図・パルスオキシメータ・自動血圧計，❷パルスオキシメータ，❸酸素化，❹カプノメーター，❺胸郭，腹部，❻呼吸，❼胸郭，腹部，❽呼気，❾四肢（手足），❿アラーム，⓫トーン，⓬触診

> **解説** ⓫パルスオキシメータはSpO₂の数値が下がれば段階的にトーンを低くする規格になっている．

■ 脈拍と血圧の関係

❶交感神経刺激，❷痛み刺激，α・β刺激薬，低酸素血症，高二酸化炭素血症（4つとも），❸出血，血管内脱水，ショック，❹迷走神経反射，伝導障害，深麻酔や麻酔の効果，❺血管収縮薬の効果，脳圧の過剰上昇

> **解説** ❶血圧/心拍数の同時上昇は，痛み刺激のみを表しているのではなく，交感神経刺激すべてで起きうる．
> ❷，❸，❹，❺は，選択肢のすべての可能性がある．

■ 血圧計のマンシェット

❶13，❷1.5，❸高く，❹低く，❺低く，❻高く，❼15，❽直径，❾1.5

■ 生命の安全と麻酔効果を判断するモニター

❶生命，❷生命，❸生命，❹生命，❺生命，❻麻酔効果，❼麻酔効果，❽麻酔効果，❾生命，❿生命，⓫生命

■ 脈拍触知

❶心停止，❷心肺蘇生，❸PEA（無脈性電気活動），❹動脈波形，❺SpO₂の脈波波形，❻心音，❼動脈，❽心拍数，❾脈拍数，❿不整

> **解説** ❹〜❼麻酔中の脈拍のモニターは，心電図の同期音では代用にならない．脈そのものの数を脈拍数，心電図のQRSの個数を心拍数とすると，脈拍の持続モニターのためには動脈を触れるか，動脈波形を表示する動脈ラインの波形またはSpO₂の脈波形が必要である．

6日目 全身麻酔関連薬剤・これだけは！ 筋弛緩薬ロクロニウムと回復薬スガマデクス

p.44

■ ロクロニウム

❶骨格筋，❷神経筋接合部，❸アセチルコリン，❹弛緩，❺停止，❻開大，❼容易，❽容易，❾早く，❿短く，⓫スガマデクス，⓬強い，⓭やや高い，⓮する，⓯10，⓰30，⓱3，⓲36，⓳3.6，⓴40，㉑4，㉒10，㉓1

> **解説** ⓭アナフィラキシーは稀な合併症ではあるが，他の麻酔関連薬よりも頻度が高い．
> ⓲〜㉓通常成人では，ロクロニウムの初回および追加投与時は，区切りよく10 mg（1 mL）ずつ投与する場合が多い．

p.45

■ スガマデクス

❶包接，❷高い，❸やや高い，❹強く，❺できる，❻2，❼100，❽1.0，❾4，❿200，⓫2.0

> **解説** ❸アナフィラキシーは稀な合併症ではあるが，ほかの麻酔関連薬よりも頻度が高い．

(p.48)

❶収縮, ❷上昇, ❸増加, ❹増強, ❺上昇, ❻拡張, ❼拡張, ❽αとβ受容体, ❾上昇, ❿上昇, ⓫9, ⓬4, ⓭1, ⓮2, ⓯10〜15分程度, ⓰α受容体のみ, ⓱上昇, ⓲不変か低下, ⓳頻脈, ⓴9, ㉑0.1, ㉒1, ㉓抗コリン, ㉔上昇, ㉕徐脈, ㉖減少, ㉗緑内障

> **解説** ⓫⓬エフェドリン (40mg /1 mL/1 A) は生理食塩液7 mLを加え,全量を8 mLに希釈して (濃度:5 mg/mL),5〜10 mg (1〜2 mL) ずつ投与しても良い.
> ⓴㉑フェニレフリン (1 mg /1 mL/1 A) は生理食塩液19 mLを加え,全量を20 mLに希釈して (20倍希釈,濃度:0.05 mg/mL),0.05〜0.1 mg (1〜2 mL) ずつ投与しても良い.

(p.50)

■**チャレンジドリル**

❶199, ❷20

> **解説** ❶1/200,000 (g/mL) = 1/200 (mg/mL).つまりアドレナリン1 mg (1 mL) を199 mLの生理食塩液に混入すればよい.または,アドレナリン (ボスミン®) 原液は1,000倍溶液 (1 mg/mL = 0.001 g/mL) で,さらに200倍に希釈すれば20万倍溶液となる.加える生理食塩液は正確には199 mLであるが,200 mL中にボスミン®1Aを混入して使用されることも多い (この場合,全量は201 mL).希釈を誤り,濃度の高いアドレナリン溶液を局所注入,塗布すると,心室性期外収縮 (VPC),心室頻拍 (VT) を引き起こすため,十分注意して希釈する.
> ❷10万倍の濃度のアドレナリン (別名エピレナミン) を倍に希釈すれば,20万倍アドレナリン溶液を作製できる.この方法では,0.5%キシロカイン® (リドカイン) を含有するが,それで不都合がなければ,アドレナリン溶液として希釈の誤りは少ない.

(p.53)

● ドリル①

❶300, ❷3, ❸6, ❹360, ❺3.6, ❻7.2, ❼6, ❽0.06, ❾0.12

(p.54)

● ドリル②

❶300, ❷3, ❸6, ❹360, ❺3.6, ❻7.2, ❼6, ❽0.06, ❾0.12

(p.55)

● ドリル③

❶3,000, ❷1, ❸5, ❹3,600, ❺1.2, ❻6, ❼60, ❽0.02, ❾0.1, ❿0.1

(p.56)

■**チャレンジドリル**

❶33, ❷30, ❸28, ❹1,667/Y, ❺33, ❻30, ❼28, ❽1,667/Y

> **解説** ❶〜❹ある薬液を,体重をYkgの患者に,$1 \mu g/kg/分$で投与するとき,1時間あたりの投与量は,
> $1 \mu g \times Y kg \times 60 分 = 60Y \mu g.$
> つまり,ある薬液を60Y μg/ 1 mLの濃度に希釈すれば,1mL/時で投与したとき,1時間あたり60Y μg,すなわち$1 \mu g/kg/分$で投与できる.イノバン® (原液:100 mg/5 mL/A) を全量X mLに希釈して,60Y μg/mLの濃度にするには,
> $100,000 \mu g/X mL = 60Y \mu g/mL$
> $X = 100,000/60Y = 1667/Y$
> 5 mL/Aの全量をX mLにするには,X − 5 mLの生理食塩液を加えて希釈する.
> ❶X = 1667/50, ❷X = 1667/55, ❸X = 1667/60
> ❺〜❽ある薬液を,体重をYkgの患者に,$0.1 \mu g/kg/分$で投与するとき,1時間あたりの投与量は,
> $0.1 \mu g \times Y kg \times 60 分 = 6Y \mu g$
> つまり,ある薬液を6Y μg/ 1 mLの濃度に希釈すれば,1mL/時で投与したとき,1時間あたり6Y μg,すなわち$0.1 \mu g/kg/分$で投与できる.

ノルアドレナリン®10A（＝10mg）を全量 X mL に希釈して，6Y μg/mL の濃度にするには，

10,000 μg/X mL ＝ 6Y μg/mL

X ＝ 10,000/6Y ＝ 1667/Y

10mL/10Aの全量を X mL にするには，X － 10 mL の生理食塩液を加えて希釈する．

❺ X ＝ 1667/50，❻ X ＝ 1667/55，❼ X ＝ 1667/60.

9日目 術中輸液と輸血

p.60

● ドリル①

■ 術中輸液

❶心拍出量，❷酸素化，❸血糖，❹イン・アウト，❺血管内，❻酸素化，❼ポンプ，❽過剰，❾（投与）量，❿血管内，⓫間質（組織間），⓬細胞内，⓭間質（細胞間），⓮血管内，⓯100，⓰血液希釈，⓱貧血

■ 輸液の分類名と一般名

❶細胞外液補充剤，❷維持液（3号液），❸開始液（1号液），❹代用血漿剤，❺1%ブドウ糖加酢酸リンゲル液，❻重炭酸リンゲル液，❼酢酸リンゲル液，❽乳酸リンゲル液

■ 術中輸液量の計算

❶欠乏量，❷維持量，❸血管内液，❹不感蒸泄量，❺サード，❻喪失量，❼尿量，❽腹水，❾末梢静脈，❿尿量，⓫波形，⓬PCWP，⓭イン・アウト，⓮動脈，⓯呼吸，⓰4-2-1

■ 術前欠乏量と維持輸液量

❶4×10＋2×10＋1×45＝105（mL/時），105×12＝1,260（mL）

❷4×10＋2×10＋1×25＝85（mL/時），この場合，絶飲食時間は計算に使用しない．

❸4×5＝20（mL/時），この場合，絶飲食時間は計算に使用しない．

❹4×10＋2×10＋1×60＝120（mL/時）120×（12＋5）＝2,040（mL）

❺4×10＋2×8＝56（mL/時）56×（6＋3）＝504（mL）

p.63

● ドリル②

❶7

予測Hb値（g/dL）＝Hb量（g）－出血分Hb量（g）＝14－14×[2100/（60×70）]＝7（g/dL）

❷1.3

予測Hb上昇値（g/dL）＝投与Hb量（g）/循環血液量＝19（g/dL）×280/100（dL）/42（dL）＝1.27（g/dL）上昇予定

❸720

60×40×0.3＝720mL

❹31,700（約32,000）

予測血小板増加数（個/μL）＝[輸血血小板総数/（循環血液量（mL）×10³）]×2/3

2.0×10¹¹個/[（60×70（mL）×10³）]×2/3

2/5×10⁵×2/3＝3.17×10⁴（個/μL）増加予定

❺6

必要投与量（g）＝期待上昇濃度[1（g/dL）]×循環血漿量[40（mL/kg）×60（kg）/100（dL）]×2.5 ＝1×24×2.5＝60　60g必要

20%/50 mL 中，10gのアルブミンを含有しているので60/10＝6本必要

解説

❸FFPの血中回収率（血管内残存量）を100%とすれば，循環血漿量（40 mL/kg×60kg）の30%分の血漿を投与すれば，循環血漿中の凝固因子活性は30%程度上昇するはずである．FFP-LR-240（240 mL）で3本程度（6単位），FFP-LR-480（480 mL）で1.5本程度．

10日目 気管挿管と気道管理を習得しよう

p.67

● ドリル①

❶カフ，❷カフ注入口，❸内径，❹7.0〜8.0，❺7.5〜8.5，❻3

5

(p.67)

● ドリル②

❶喉頭蓋，❷声帯，❸声門，❹梨状陥凹，❺喉頭蓋谷，❻仮声帯（前庭ヒダ），❼披裂軟骨部

(p.68)

● ドリル③

■ 気管挿管直前操作

❶スニッフィング・ポジション，❷屈曲（前屈），❸伸展（後屈），❹100，❺前酸素化，❻陽圧換気（人工呼吸），❼〜❾（順不同）頭部後屈，あご先（頤：おとがい）挙上，下顎挙上

■ 喉頭鏡操作

❶クロスフィンガー，❷左，❸喉頭展開，❹喉頭蓋谷，❺喉頭蓋，❻歯牙（舌も可）

■ 気管チューブ挿入

❶右，❷スタイレット，❸2，❹21〜23，❺20〜22

■ 挿管後操作

❶カフ圧計，❷気管，❸リーク（漏れ），❹気管粘膜，❺3〜8，❻20〜25，❼バイトブロック，❽呼気，❾二酸化炭素

解説
「見える！できる！気管挿管〜写真・イラスト・動画でわかる手技のコツ」青山和義，羊土社，2019.

11日目 全身麻酔からの覚醒と抜管

(p.72)

■ 気管チューブ抜管前の評価と対応

❶呼びかけ，❷簡単，❸離握手，❹自発開眼，❺追視，❻低，❼SpO₂，❽筋弛緩薬，❾90，❿気道防御，⓫自発，⓬自発，⓭酸素化，⓮5，⓯カフリーク，⓰麻酔薬，筋弛緩薬，⓱酸素化と換気，⓲意識，⓳循環，⓴気管挿管，鎮静，㉑筋弛緩薬，㉒ブリディオン®，アトワゴリバース®，㉓麻酔薬

■ 抜管後の評価と対応

❶低下，❷興奮，多弁，❸数，パターン，❹上気

道，❺SpO₂，❻血圧，脈拍，❼低血圧，❽頻脈，❾無尿，低血圧，❿術野，ドレーン，⓫過少，過多，⓬低体温，⓭⓮中枢温・末梢温（順不同），⓯加温，⓰高血圧，⓱頻脈，⓲高，⓳36.0，⓴低血圧，㉑低酸素

解説
⓬〜⓳低体温では，シバリングや交感神経刺激（末梢血管収縮，心拍出量の増大）により高血圧，頻脈となる．低体温を是正するには，全身加温が基本である．そのうえで，さまざまな症状に対応する．

12日目 呼吸のモニタリング

(p.76)

● ドリル①

❶外，❷内，❸血液循環，❹〜❼代謝，循環，呼吸，テクニカル，❽❾麻酔覚醒（シバリング），悪性高熱症，悪性症候群，甲状腺クリーゼ，重症敗血症のうち2つ，❿⓫低体温，代謝性アシドーシス，⓬⓭駆血解除，CO₂使用の腹腔鏡，アシドーシス治療のうち2つ，⓮⓯麻酔導入時，肺塞栓，ハイポボレミア，心原性ショック，出血性ショック，心内シャントのうち2つ，⓰⓱低換気，COPD，喘息のうち2つ，⓲⓳過換気，肺水腫，肺内シャントのうち2つ，⓴㉑CO₂吸収剤の消費，モニターのよごれ，㉒㉓接続不良，サンプリングチューブ閉塞，㉔サイドストリーム，㉕メインストリーム

(p.77)

● ドリル②

❶正常，❷再呼吸，❸慢性閉塞性肺疾患，❹食道挿管，❺自発呼吸の出現，❻心原性振動，❼カフ漏れ

解説 ❹食道挿管でも，ETCO₂はわずかに検出される（マスク換気時に胃内に押し込んだ呼気）ことがあり，数呼吸で検出されなくなる．❼カフ漏れでは，コの字型の波形ではなく，先が尖った波形になる．何回か呼吸しても同形の波形が再現される場合はカフに空気を追加するかカフ圧計でカフ圧を調節する．

p.78

● ドリル③

❶D-A．❷A-D．❸A-B．❹B-C．❺C-D．
❻D-A．❼D

p.79

● ドリル④

❶×．❷×．❸×．❹○．❺×

> 解説　❶気道内圧と換気量の関係を示すP-V
> 曲線，流速と換気量の関係を示すF-V曲線．
> ❷P-V曲線では曲線の傾きにより，胸郭の硬さ
> （コンプライアンス）を判定．
> ❸F-V曲線では呼気のループが，内に凸になる
> と気道閉塞を表す．
> ❺スパイロメトリーは，吸気時および呼気時の
> P-V曲線やF-V曲線を表示する．

13 日目 体温管理

p.82

■ 術中の体温管理

❶37.0．❷1.0．❸低下．❹加温．❺加温．❻麻
酔開始．❼加湿

■ 温風式加温装置

❶ホース．❷ブランケット．❸低温．❹切断．❺大
動脈．❻血管．❼血流．❽血流．❾ブランケット．
❿熱傷．⓫ブランケット．⓬室温．⓭冷却

■ シバリング

❶末梢．❷末梢．❸低．❹シバリング．❺高．❻
頻．❼心筋．❽覚醒．❾創創．❿温風．⓫加温．⓬
37.0．⓭シバリング．⓮引き上げられ．⓯中枢．⓰
中枢．⓱全身．⓲上昇．⓳ペチジン．⓴マグネシウ
ム．㉑フェンタニル．㉒ドロペリドール．㉓ケタミ
ン．㉔デクスメデトミジン．㉕呼吸．㉖シバリン
グ．㉗意識．㉘気道．㉙低下

■ 術中高体温の原因

❶加温．❷うつ．❸敗．❹脱水．❺中枢．❻甲状
腺．❼クリーゼ．❽褐色．❾アトロピン．❿精神．
⓫輸血．⓬悪性

14 日目 局所麻酔と区域麻酔に 慣れよう

p.91

■ 局所麻酔薬

❶リドカイン．❷短．❸少ない．❹メピバカイン．
❺短．❻多い．❼ロピバカイン．❽長．❾多い．
❿レボブピバカイン．⓫長．⓬多い．⓭ブピバカイ
ン．⓮等．⓯長

■ 脊髄くも膜下麻酔

❶くも膜下腔．❷L3～5．❸ヤコビー線．❹L4．
❺棘上．❻黄色．❼硬膜．❽髄液の流出．❾4～
6．❿2～3．⓫感覚．⓬運動．⓭脳脊髄液．⓮低
下．⓯1～2日．⓰若年．⓱女性．⓲増強．⓳細い

■ デルマトーム

❶T4．❷T6．❸T10．❹L1．❺L3．❻S2．
❼S2～5

> 解説
> ■局所麻酔薬
> 局所麻酔薬には，効果が比較的短い（1時間程
> 度）ものと，比較的長い（3時間程度）のものが
> ある（➡14日目の表1）．効果が長いのは利点で
> あるが，合併症が起こった場合は合併症も長く
> 続くことになる．リドカインの使用可能量は1％
> で20mL程度と比較的少ない．リドカインより
> も，メピバカイン（1％では50mL），ロピバカ
> イン（0.3％では50mL），レボブピバカイン
> （0.25％では60mL）は，濃度，使用方法にもよ
> るが，使用できる容量（mL）は比較的多い．
> ■デルマトーム
> 解剖学的皮膚分節（デルマトーム）には種類が
> あり，細部に違いがある．膝はL4の記載もある．
> 個人差もある．

(p.99)

■ 自発呼吸と人工呼吸

❶500，❷12～14，❸500，❹10，❺確保，❻上昇，❼10～15，❽10，❾肺損傷，❿1回換気量

■ 吸入酸素濃度（F_{IO_2}）

❶0.6，❷0.4，❸0.6，❹0.8，❺0.5，❻1.0，❼1.0，❽0.5，❾0.3，❿0.5，⓫0.4，⓬0.2

> **解説** ❶空気1 L／分中の酸素流量は，$0.2 \times 1 = 0.2$ L／分，酸素の流量／全流量 $= (1 + 0.2) / 2 = 0.60$
> ❷同様に，酸素の流量／全流量 $= (1 + 0.2 \times 3) / 4 = 0.40$
> ❻と❼では総流量は異なるが，吸入酸素濃度（吸入気中の酸素の割合）は同じである．
> ❽亜酸化窒素（笑気）の使用頻度は減少したが，小児の緩徐導入（吸入麻酔薬による導入，➡6日目のMEMO②）時などで使用される．亜酸化窒素（笑気）中には酸素は含まれないので，1（酸素の流量）／2（全流量）$= 0.50$
> ⓬の吸入酸素濃度は，正確には$0.166 \cdots$で空気以下になることに注意．

■ P/F比：酸素化の評価

❶452，◎，❷262，×，❸313，△，❹375，○，❺500，◎，❻250，×，❼400，◎，❽150，×，❾330，△

> **解説** 本書で使用した酸素化能の評価：良好（◎），まずまず良好（○），要注意（△），悪い（×），は絶対的基準ではない．大まかな目安である．

■ 換気

❶過換気，❷減少，❸低換気，❹増加

(p.105)

■ 筋弛緩モニター：TOF比（T4/T1，%値）

❶4，❷100，❸1，❹2，❺3，❻17，❼50，❽94，❾Ⓑ，❿Ⓖ，⓫10，⓬1，⓭2，⓮100，⓯1.0，⓰不要

> **解説** ❷TOF比 $= 100/100 \times 100\%$
> ❻$5/30 \times 100 = 16.66 \cdots$
> ❼$25/50 \times 100 = 50$
> ❽$85/90 \times 100 = 94.44 \cdots$
> ⓰加速度法TOFウォッチ®によるモニターでは，加速度法の特徴によりTOF比≥ 100％を回復の基準として，スガマデクス投与が望ましい場合がある．

■ 筋弛緩モニター：PTC（ポストテタニックカウント）

❶2，❷7，❸15，❹Ⓐ，❺Ⓒ，❻4，❼200，❽2.0

> **解説** PTCは，単一刺激やTOF刺激に全く反応がない場合の，深い筋弛緩状態を評価する反応である．加速度法，筋電図法ともに，TOFカウント$= 0$のときのみ，PTC刺激を行うことができる．TOF反応が0の場合も，テタヌス刺激後は反応が増強し反応が見られること（テタヌス後増強）を利用している．PTCの反応が5回以上あれば（PTC≥ 5），TOFの第一反応（T1）が約5分後に出現すると予測される．

17 日目 麻酔中の脳波モニタリング

(p.110)

■ 処理脳波モニターの原理とパラメータの意味

❶BIS，❷SedLine，❸処理脳波，❹皮質，❺錐体，❻低，❼速，❽大き，❾低下，❿burst and suppression，⓫平坦，⓬波形，⓭術中覚醒，⓮40，⓯60，⓰25，⓱50，⓲筋電図，⓳高く，⓴睡眠紡錘波（紡錘波），㉑麻酔薬，㉒覚醒，㉓術後回復室（回復室）

■ BISモニター，SedLineモニター

❶×，❷×，❸×，❹○，❺×，❻○，❼○，❽○，❾○，❿×，⓫○，⓬×，⓭○，⓮○．

解説　❶正中をまたがないように（片側の大脳半球をモニターするように）貼り付ける．両側BISモニターでは，両側をまたぐように貼り付ける．
❷はじめにセンサーの周りをしっかり貼り付けた後，ゼリーが飛び出さない程度に真ん中のセンサー部分を5秒間押さえつける．
❸BIS値は40～60．
❺BISモニターは30秒でなく60秒．
❼麻酔薬が過量なのか脳が反応していないのかは数値だけでは判定できない．深い麻酔状態と脳機能の低下の両方の可能性を考える．
❽両側モニターであるので，左右の大脳半球の評価が可能である（麻酔科研修チェックノート改訂第7版，p.145）．
❾取扱説明書には，真ん中の4つのセンサーは手の平でセンサー全体を押さえ，左右のR2とL2センサーは，皮膚にしっかり密着するように指で押さえると書かれている．
❿PSi値は25～50．
⓬SRは直近60秒間で脳波が平坦な割合．
⓮PSi値が25を下回ると数値が表示されなくなり，トレンドグラフは青で表示される．麻酔薬が過量なのか脳が反応していないのかは数値だけでは判定できない．深い麻酔状態と脳機能の低下の両方の可能性を考える．

■ 術中覚醒

❶×，❷×，❸×，❹○，❺○，❻○，❼×，❽○，❾×

解説　❶全身麻酔中に予期せず意識が回復し，顕在記憶(記述できる具体的な内容の記憶)が形成され，それが術後に思い出される状態．
❷0.1～0.2％．
❸70％．
❹1～1.5％であるので，約10倍である．
❼流涙や散瞳．
❾女性や若年者はハイリスク因子．

18 日目 術前診察とリスク評価・絶飲食

(p.118)

■ 手術の延期

❶×，❷○，❸×，❹×，❺×，❻×，❼○

解説　❶発熱して解熱剤で熱を下げても，背景にある病態が治るわけではない．発熱や解熱剤の投与は，大きな判断材料になるので上級医に報告すべきである．
❷手術や麻酔に不都合な病気が新たに発見されたときにあたる．
❸手術直前の喘息発作で低酸素になった場合，全身麻酔や手術でさらに術中術後に困難が予測されるため，延期が望ましい．
❹ラテックスアレルギーを疑うが，全身麻酔から区域麻酔に変えたところで何の対策にもならない．意味不明．
❺肺塞栓を疑い，精査と治療を優先すべき事例．
❻情報は手術に関係する全員で共有する必要がある．手術を延期するかどうかは別問題として，人道的に問題がある．
❼Circulation, 130：2215-2245, 2014. 冠動脈ステント留置患者の非心臓手術方針では，アスピリンなどの抗血小板薬内服のまま手術を行うことが推奨される時期がある．しかし，出血のリスクとステント血栓のリスクを天秤にかけて，術者，麻酔科医，循環器医，患者の意見を聞いて決める必要がある．

■ ASA 術前状態分類

❶2，❷1，❸6E，❹5E，❺3，❻4E

> **解説** 緊急手術ではクラス分類の後ろにEを
> つけて記載する．

■ METs

❶6，❷8，❸3，❹4，❺8，❻3，❼4，❽6，
❾8，❿4，⓫4，⓬8，⓭6，⓮4，⓯8，⓰8，
⓱4，⓲3，⓳4，⓴3

■ 気管挿管困難とマスク換気困難

❶ひげ，義歯，顔面の外傷，肥満，❷開口，❸おと
がい−舌骨間距離，❹口腔底−甲状軟骨距離，❺
3，❻顔面，頸部，下顎，❼舌，❽上気道，❾外
傷，❿頸椎，⓫頸椎，⓬シール，⓭顔面，⓮あご，
⓯妊婦，⓰気道，⓱55，⓲歯，⓳マスク，⓴肺，
㉑胸郭

■ 麻酔計画

❶聴力，❷不安，❸出血，❹脊椎，❺体位，❻神経
ブロック部位，❼静脈，❽知覚，❾運動，❿関節，
⓫消毒，⓬絆創膏，⓭アレン，⓮感染

■ 絶飲食指示

❶2，❷4，❸6，❹6，❺8

■ フルストマック患者

❶救急患者，❷意識障害，❸❹❺❻腸閉塞，イレウ
ス，胃切除後，食道裂孔ヘルニア，❼巨大，
❽腹水，❾妊婦，❿糖尿病，⓫透析患者

---

19 日目 術前中止/継続薬

(p.125)

■ 抗血小板薬，抗凝固薬の術前の休止

❶PT-INR，❷ビタミンK，❸FFP，❹APTT，
❺プロタミン，❻イダルシズマブ，❼低分子，❽
APTT，❾短い，❿6，⓫ACT，⓬薬剤溶出性，⓭
アスピリン

■ その他の術前休止薬

❶低血糖，❷増強，❸2，❹交感神経，❺高体温，
❻けいれん，❼ペチジン，❽2，❾心筋，❿増強，
⓫2，⓬突然死，⓭QT，⓮48，⓯24，⓰低血圧

■ 継続薬

❶リバウンド（反跳現象），❷低血圧，❸徐脈，
❹ビソノテープ，❺K，❻尿量，❼不整脈，❽❾フ
ランドルテープ，ミニトロテープ，バソレーター
テープ，ニトロダーム TTS，硝酸イソソルビドテー
プから2つ，❿テオフィリン，⓫ホクナリンテープ
またはツロブテロールテープ，⓬非脱分極性筋弛緩
薬，⓭嚥下障害，⓮唾液分泌亢進，⓯甲状腺，⓰即
効型，⓱100，⓲ステロイドカバー

---

20 日目 手術室退室基準と術後指示

(p.130)

● ドリル①

■ 意識

❶○，❷×，❸×

■ 呼吸

❶×，❷×，❸○，❹○，❺○，❻×

■ 循環

❶×，❷×，❸○，❹○

> **解説** ❸手術の種類にもよるが2時間続けて
> 200 mL/時以上は再止血が必要となる可能性
> あり．

■ 痛み，悪心・嘔吐

❶○，❷○，❸×

■ 体温とシバリング

❶○，❷×

■ 区域麻酔の効果

❶×，❷×，❸○

> **解説** ❶〜❸いずれも，コールドサインテス
> トを行って効果範囲を調べる．

p.132

● ドリル②

❶見当識，❷軽い，❸触覚，❹命令，❺自発的，❻15，❼15，❽30，❾30，❿深呼吸，⓫90，⓬酸素投与，⓭酸素投与，⓮90，⓯中等度から高度，⓰一過性，⓱持続する

p.133

● ドリル③

❶流量，❷リザーバー付きマスク，❸経鼻カニュラ，❹低，❺二酸化炭素，❻流量，❼❽組成，設定（順不同），❾開始，❿2，⓫腸管蠕動，⓬20，⓭セミファーラー，⓮心電図，⓯パルスオキシメータ，⓰自動血圧計

p.134

● ドリル④

■ 鼻カニューレまたは経鼻カテーテル

❶24，❷28，❸32，❹36，❺40，❻44

■ 酸素マスク

❶40，❷50，❸60

■ リザーバー付きマスク

❶60，❷70，❸80，❹90，❺99